Bandscheibenleiden
Ein Leitfaden für alle mit Kreuzschmerzen

W0179613

Tom Laser

Bandscheibenleiden

Ein Leitfaden für alle mit Kreuzschmerzen

Mit 70 Abbildungen

3. Auflage

W. Zuckschwerdt Verlag München · Bern · Wien · New York

Dr. med. Thomas Laser, geb. 1940 in Ahmedabad/ Indien, Studium in Freiburg i. B., Facharztausbildung für Unfallchirurgie und Orthopädie bei Prof. Probst, Unfallklinik Murnau/Obb. und Prof. Schreiber, Orthop. Univ. Klinik Balgrist/Zürich. Ausbildung in der Manuellen Medizin in Hamm und am »Intern. Seminar of orthop. Medicine/ Manual Therapy« bei Prof. Kaltenborn/Evjenth. Seit 1974 niedergelassener Orthopäde, ab 1983 leitender Arzt eines orthopädischen Rehabilitationszentrums.

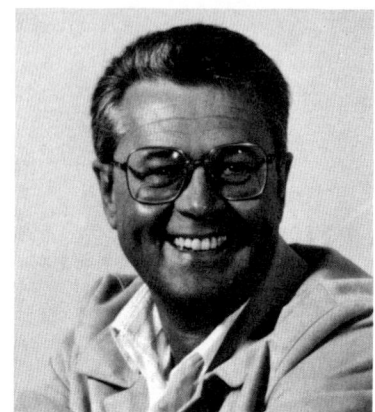

3. Auflage

Grafiken: Horst Busse, Heidelberg

Die Deutsche Bibliothek – CIP-Einheitsaufnahme
Laser, Tom: Bandscheibenleiden : ein Leitfaden für alle mit Kreuzschmerzen / Tom Laser. – 3. Aufl. – München ; Bern ; Wien ; New York : Zuckschwerdt, 1994
ISBN 3–88603–518–2

© Copyright 1994 by W. Zuckschwerdt Verlag GmbH, Industriestraße 1, D-82110 Germering/München
Printed in Germany by Presse-Druck Augsburg

ISBN 3-88603-518-2

Inhalt

Einleitung

Haben Sie gewußt, daß jede fünfte Arbeitsunfähigkeitsbescheinigung in Deutschland wegen Rückenschmerzen ausgestellt wird? Jeder zehnte Patient im Wartezimmer des praktischen Arztes sucht diesen wegen Rückenschmerzen auf. Vor einigen Jahren war der Anteil der Rücken-Patienten noch nicht so groß wie heute. Es läßt sich aber voraussehen, daß der Prozentsatz der Rückenschmerz-Patienten weiter zunimmt, wenn nicht entscheidende vorsorgende Maßnahmen getroffen werden.

Es gibt bereits Bücher und Schriften, die sich mit dem Problem der Selbstbehandlung bei Rückenschmerzen auseinandersetzen. Wozu also nochmals ein neues Buch, wo doch schon viele andere auf dem Markt sind?

In vielen Gesprächen mit Patienten in meiner Praxis habe ich festgestellt, daß häufig ungenügende Informationen an den Patienten herangetragen werden, entweder ein Zuviel an Fachwissen, das der Patient auf Grund der vielen Fachausdrücke nicht verstehen kann, oder Empfehlungen, die nicht erklärt werden. Und wenn in einem Buch etwas erklärt wird, dann meistens in etwas vagen Ausdrücken, die dem Patienten das Gefühl vermitteln, der Autor wisse eigentlich selbst nicht genau, wovon er spricht.

Was der Patient erwartet, sind klare Antworten auf klare Fragen. Dazu soll dieser Leitfaden beitragen.

In den letzten Jahren hat sich der Laie eine Menge an Fachwissen, insbesondere in der Medizin, aneignen können. Kein Stammtischgespräch, in welchem nicht detailliert über diagnostische und therapeutische Probleme ausführlich und zum Teil mit Sachverstand diskutiert wird.

Im krassen Gegensatz zum theoretischen Wissen steht bei vielen das »natürliche Körpergefühl« sowie das Gefühl für Funktionalität der Bewegungen schlechthin.

Dieses natürliche Bewegungs- und Haltungsgefühl, das unsere Kinder noch besitzen, verliert sich in der heutigen Erwachsenenwelt schneller, als zu Zeiten unserer Großväter. Die häufig verteufelte und immer wieder ins Feld geführte »Mechanisierung und Industrialisierung« hat sicherlich einen großen Einfluß auf das nachlassende Gefühl für natürliche Bewegung.

Das Gehen erfolgt zumeist hektisch und auf Asphalt von der U-Bahnstation zur Arbeitsstätte, vom Supermarkt bis zum Auto, das nicht weiter als wenige Meter vom Eingang geparkt wird.

Das Wandern auf unbefestigter Straße oder im Wald wird schon zur Besonderheit. Es wird häufig sogar zur sportlichen Leistung hochstilisiert. Auf Volkswandertagen werden Orden und Preise für eine Wanderung in der Natur verliehen.

Zweidrittel der täglichen Zeit verbringt der Durchschnittsmensch auf einem Stuhl, fast immer in ungünstiger Sitzhaltung.

Der Berufstätige, der einen stehenden Beruf ausübt, tut dies nahezu ständig in einer Haltung, die für den Rücken ungesund ist! Daß das Sitzen auf dem normalen Alltagsstuhl für den Rücken schädlich ist, weiß mittlerweile jedes Schulkind: die häufigen Rückenschmerzen nach langem Sitzen sind ja Beweis genug! Wen wundert es also, wenn die meisten Berufstätigen behaupten, daß ihr Alltag Rückenschmerzen verursacht!

Mit einigen Kniffen und oft mit wenig Aufwand läßt sich allerdings ein Großteil der Rückenbeschwerden vermeiden. Sie lassen sich durch eine gezielte Therapie, häufig durch Eigentherapie, günstig beeinflussen. Wie dies alles geschehen soll, wird auf den nächsten Seiten geschildert.

Dr. med. T. Laser

1. Woher kommen Rückenschmerzen?

Es muß betont werden, daß nicht jeder Rückenschmerz ursächlich mit der Wirbelsäule in Verbindung gebracht werden muß. Erkrankungen innerer Organe, wie z.b. der Nieren, des Magens, der Blase oder der Eierstöcke können ebenfalls zu Kreuzschmerzen Anlaß geben. Hier muß selbstverständlich der Arzt die Ursache abklären, damit eine gezielte Behandlung erfolgen kann. Die Ursachen der Rückenschmerzen, die nicht vom Rücken selbst ausgehen, sind jedoch in der deutlichen Minderzahl, so daß ich hier in diesem Leitfaden die Wirbelsäule und die Strukturen in der direkten Nachbarschaft der Wirbelsäule näher unter die Lupe nehmen möchte.

Ursachen

In den meisten Fällen sind Rückenschmerzen die Antwort des Körpers auf längere oder ständige Fehlbeanspruchungen durch schlechte Haltungsgewohnheiten oder einseitige Beanspruchung. Jedes Kleinkind weiß instinktiv, wie es sich richtig halten und bewegen muß. Unter den modernen Lebensbedingungen und beim Heranwachsenden geht dieses natürliche Haltungsgefühl im Laufe des Erwachsenwerdens verloren.

Das Übel beginnt schon sehr früh: bereits im Kindergarten, aber noch deutlicher in der Schule erleben die Kinder erstmals den Zwang, längere Zeit ruhig zu sitzen. Diese Vergewaltigung des natürlichen Körperempfindens führt zwangsläufig zum Verlust des natürlichen Haltungsgefühles.

Die Wirbelsäule des Menschen unterliegt durch die senkrechte Haltung ganz anderen Belastungen als die der Tiere. Das sich Aufrichten und Fortbewegen in der Menschheitsentwicklung haben in der unteren Lendenwirbelsäule eine Schwachstelle hinterlassen, unter der wir heute immer noch, zum Teil sogar noch stärker als früher, zu leiden haben. Kreuzschmerzen sind das Übel, das wir für den aufrechten Gang in Kauf nehmen müssen.

Wenn wir diese Schwachstelle der unteren Lendenwirbelsäule schonen und stärkere Beschwerden oder Verschleißerscheinungen vermeiden wollen, so kann dies nur durch eine natürliche Haltung gewährleistet werden. Die natürliche Haltung mit einem Minimum an Störfaktoren für die einzelnen Wirbelsäulenstrukturen können wir dadurch beeinträchtigen, indem wir dauernde Abweichungen von dieser richtigen Haltung, sei es durch stundenlanges, gekrümmtes Sitzen oder eine ständige Hohlkreuzstellung im Stehen, vornehmen. Diese Fehlhaltungen fordern natürlich ihren Tribut, auch wenn es manchmal lange dauert, bis der Körper seinen Protest in Form von Schmerzen zeigt.

Der menschliche Körper kompensiert eine lange Zeit diese Fehlbeanspruchung, so daß wir über Jahre oder Jahrzehnte hinweg häufig gar nicht gemeldet bekommen, was falsch ist, obwohl sich in dieser Zeit schädliche Einflüsse summiert haben und eines Tages plötzlich schmerzhaft bewußt werden. Treten diese Beschwerden sozusagen aus heiterem Himmel auf, erkennen wir den Zusammenhang zwischen Schmerz und schlechter Haltung nicht, da man ja über Jahrzehnte trotz der schlechten Haltung bislang auch keine Schmerzen hatte. Der jetzt plötzlich auftretende Schmerz erscheint uns daher nicht logisch.

Wenn jetzt die Muskeln zu schmerzen beginnen und der Arzt eine Bandscheibenschädigung oder eine Gelenkveränderung festgestellt hat, erwartet man von seinem Arzt eine schnelle Abhilfe, was aber mit Medikamenten oder Injektionen nur in seltenen Fällen möglich ist. Besser als eine medikamentöse Behandlung ist eine aktive Therapie eines jeden, wobei hier das Ziel der Behandlung darin besteht, die jahrelangen falschen Haltungsgewohnheiten abzubauen und durch bestimmte Verhaltensformen zumindest eine Zunahme der schädlichen Einwirkungen auf die Wirbelsäule zu verhindern. Damit kann auch eine Zunahme der Beschwerden aufgehalten werden.

Begriffsbestimmung der wichtigen Krankheitsbilder bei Rückenschmerzen

Begriffe wie »Diskusprolaps« und andere Fachausdrücke möchte ich im Verlauf der Beschreibung der anatomischen und funktionellen Gegebenheiten erläutern. Diese Begriffe werden immer wieder auftauchen und müssen in ihrem Zusammenhang verstanden sein.

2. Die Wirbelsäule und Bandscheibe — was ist das?

Die Wirbelsäule eines jeden Menschen ist aus 7 Halswirbeln, 12 Brustwirbeln und 5 Lendenwirbeln aufgebaut. Sie haben sicherlich schon von Nachbarn oder Freunden gehört, die behaupten, sie hätten einen Wirbel zuviel oder zuwenig. Dies gibt es tatsächlich häufiger als man glaubt. Es handelt sich hierbei um sogenannte numerische Varianten, d.h., daß von Natur aus bei dem einen oder anderen Menschen ein Wirbel zuviel oder zuwenig angelegt sein kann. Im Prinzip spielt diese Variante keine besondere Rolle. Nur sehr selten entstehen dadurch Beschwerden.

Die einzelnen Wirbel zeigen, betrachtet man sie von oben, einen ganz typischen Aufbau, der bei fast allen Wirbelsäulen-Lebewesen ähnlich ist:

Der Vorderanteil zeigt einen säulenartigen Aufbau. Dahinter besteht ein bogenförmiger Knochenring, der sich hinten wieder vereinigt und in seinem Einschluß Raum für das Rückenmark freiläßt.

Die vorderen Säulenanteile stehen nicht direkt auf der nächsten Säule, sondern sind durch eine elastische Puffersubstanz, die *Bandscheibe,* von ihr getrennt.

Abbildung 1. Unterteilung der Wirbelsäule in 7 Halswirbel, 12 Brustwirbel und 5 Lendenwirbel.

Abbildung 2. Darstellung eines Wirbels von oben.

Abbildung 3. Schematische Darstellung eines Wirbels von der Seite.

7 Halswirbel
12 Brustwirbel
5 Lendenwirbel

1

2

3

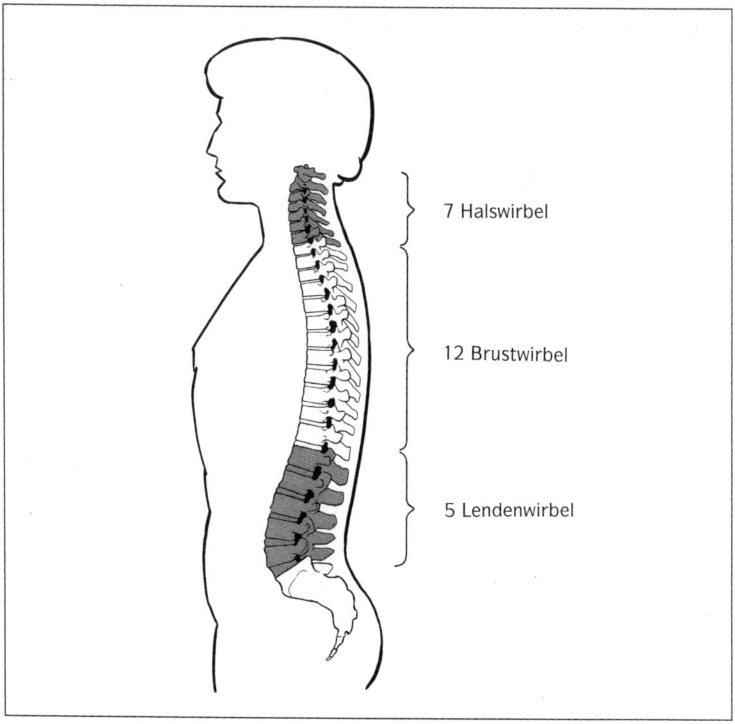

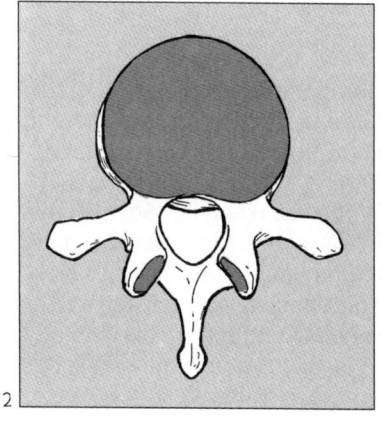

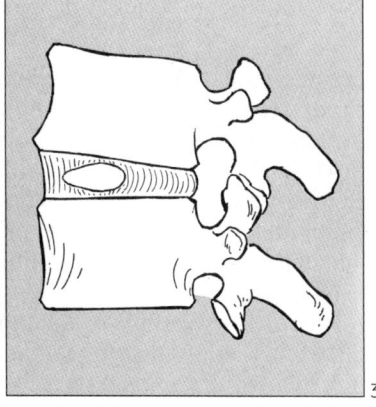

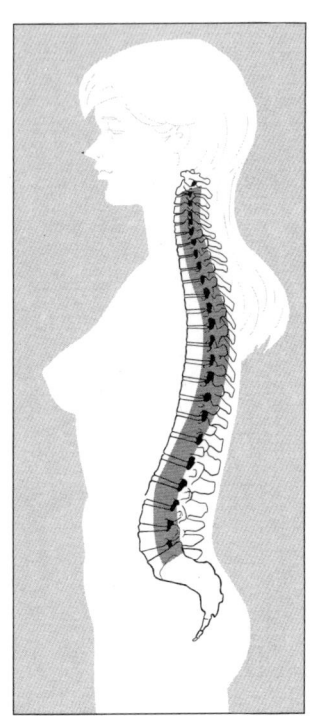

Abbildung 4. Darstellung der Hals-Lordose,
Brust-Kyphose und Lenden-Lordose.

Die menschliche Wirbelsäule hat zum einen eine tragende Funktion
für den Rumpf sowie für den Kopf und die Arme und zum anderen
gleichzeitig eine schützende Funktion für das im Wirbelkanal be-
findliche Rückenmark.
Betrachtet man die menschliche Wirbelsäule von der Seite, so erkennt man leicht die typischen Wirbelsäulenbiegungen in Form einer doppelten S-Kurve. Die Hohlkrümmung im Bereich des Nak-
kens nennt man *Lordose,* die Gegenkrümmung (der Buckel) im Bereich der Brustwirbelsäule eine *Kyphose* und die Hohlkrümmung
im Kreuz wiederum *Lordose.* Diese Begriffe werden immer wieder
auftauchen, so daß man sie sich einprägen sollte.

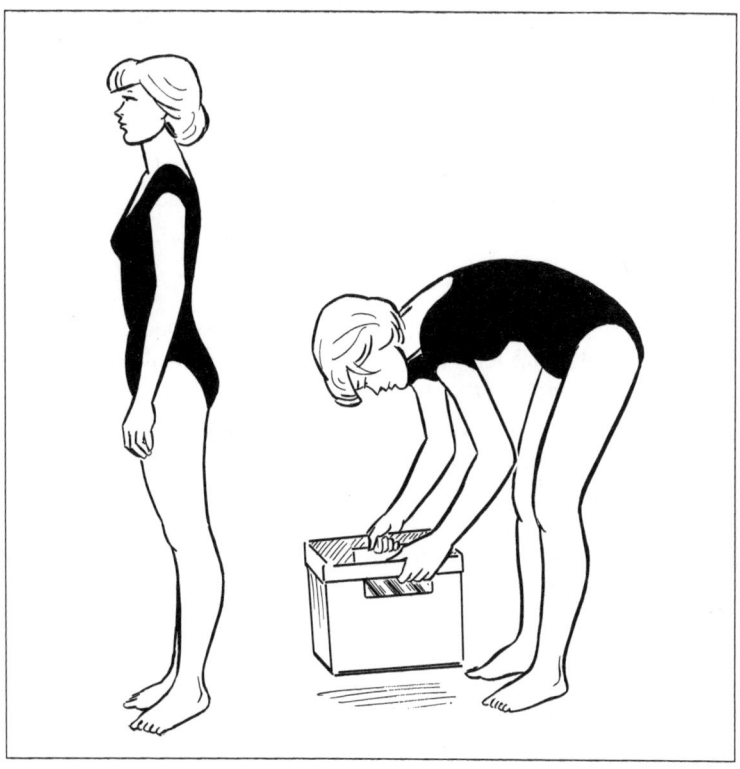

Abbildung 5. Normale Lenden-Lordose im Stehen (links) und Lenden-Kyphose beim Bücken (rechts).

Der Mensch kann die von Natur gegebene Grundhaltung der einzelnen Kurven verändern, so daß durch bestimmte Muskelanspannungen – z.B. aus der Lendenlordose – durch Vornüberbeugen eine Kyphose gemacht werden kann.

> Die normale Haltung der Wirbelsäule hat »lordotische« und »kyphotische« Krümmungen. Bewegungen in die entgegengesetzte Krümmungsrichtung sind unschädlich, eine *Dauerfehlhaltung* dagegen ist krankmachend.

3. Funktion der Wirbelsäule, Aufgaben der Bandscheiben, Muskeln und Bänder

Nachdem Sie gesehen haben, wie der Knochenaufbau der Wirbelsäule aussieht, muß ich noch ein Wort über den Aufbau und die Funktion der *Bandscheibe* verlieren:

Wie ich oben bereits kurz erwähnt habe, findet sich zwischen jedem Wirbel eine Pufferscheibe, die aus Faserknorpeln besteht. Diese Knorpelscheibe (Diskus) ist elastisch und fängt durch ihre Elastizität harte Stöße weitgehend auf. Daneben gewährleistet die Bandscheibe durch ihre leichte Verformbarkeit eine Bewegung der Wirbelsäule in alle Richtungen.

Die jugendliche Wirbelsäule hat natürlich auf Grund ihrer besseren Elastizität der Bandscheiben eine größere Beweglichkeit als die Wirbelsäule eines alten Menschen. Hier ist nämlich die Biegsamkeit der Bandscheiben durch Alterungsprozesse (Degeneration)

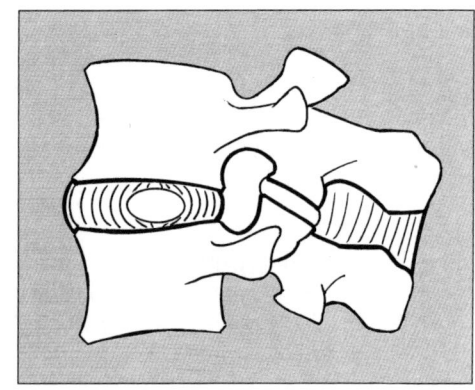

Abbildung 6. Aufbau der Bandscheibe und Darstellung des weichen Bandscheibenkernes.

geringer geworden, so daß naturgemäß die Beweglichkeit insgesamt nachlassen muß.

Jede Bandscheibe hat in ihrer Mitte einen kleinen, weichen, gallertartigen Kern, der eine zusätzliche Pufferfunktion besitzt. Außerdem wirken diese Gallertkerne fast wie ein Kugellager, wodurch die Beweglichkeit der Wirbel zueinander verbessert wird.

Bis jetzt habe ich zwei der wichtigsten Strukturen der Wirbelsäule kurz besprochen, nämlich die Knochen und die zwischen den Knochen liegenden Bandscheiben.

Die Wirbelsäule könnte aber in der geschilderten Form und Stellung natürlich nicht stabilisiert werden, würde nicht ein architektonisches Meisterwerk an Muskeln und Bändern dafür sorgen, daß von Wirbeletage zu Wirbeletage eine gute Band- und Muskelspannung diese vorgegebene Stellung hält.

Die Haltekonstruktion der Bänder entspricht einem Sicherheitssystem, das nur eine beschränkte Endbeweglichkeit zuläßt. Innerhalb dieser Beweglichkeit steuern die *Muskeln* die Bewegungsfunktion, während die Bänder hierbei eine passive Rolle haben.

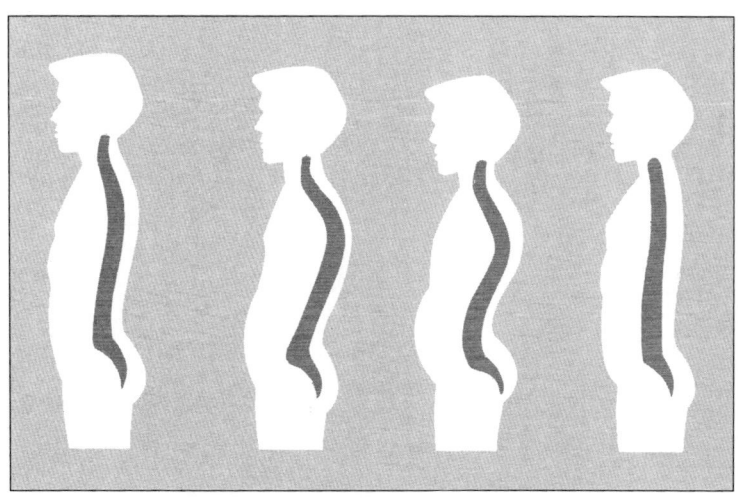

Abbildung 7. Darstellung verschiedener Grundhaltungen des Rumpfes mit Einfluß auf die Wirbelsäule.

Selbst wenn die Muskeln eine extreme Bewegung durchführen möchten, gelingt dies nur so weit, wie die Bänder dies zulassen. Insofern ergänzen sich diese Systeme: Bänder und Muskeln bilden eine aktive und passive Funktionseinheit.

Dieses fein aufeinander abgestimmte System befindet sich in einem Zustand der Balance, wenn die Haltung »aufgerichtet« ist.

Jede langanhaltende Verbiegung der Wirbelsäule belastet Bänder, Bandscheiben und Wirbelgelenke und bringt die Muskulatur aus dem »Gleichgewicht«. Ganze Muskelgruppen verkrampfen sich, andere werden schwach. Chronische, d.h. durch Fehlhaltung verkrampfte Muskeln können ihrerseits Schmerzherde werden.

4. Wie kommt es zum Bandscheibenleiden?

Die Bandscheibe ist der empfindlichste Teil des Rückens, weil sie ständigen Verformungen durch die Bewegung der Wirbelsäule ausgesetzt ist. Die Ernährung der Bandscheibe ist zudem ausgesprochen ungünstig, da keine Blutgefäße für einen Nährstoffaustausch sorgen. Der Austausch wird in den Knorpelzellen durch *Osmose* gewährleistet. Dies bedeutet, daß der Transport von wichtigen Nährstoffen in die Bandscheibe von den Druckverhältnissen abhängig ist, die von außen auf die Bandscheibe einwirken.

Je höher der Druck von außen auf die Bandscheibe ist, desto geringer ist die Möglichkeit der Wasser- und Nährstoffaufnahme für die Bandscheibe. Diese wird förmlich »ausgequetscht«, was man an einer Höhenabnahme messen kann. Daraus erklärt sich auch, daß jeder Mensch, bedingt durch sein Körpergewicht und durch die Belastung der einzelnen Bandscheiben durch das stundenlange Stehen und Gehen, am Abend etwas kleiner ist als morgens.

Während der Nachtruhe kann nämlich durch Aufhebung des Körpergewichtes beim Liegen die Bandscheibe wieder Wasser und Nährstoffe aufnehmen, was zu einer meßbaren Volumenzunahme führt.

Der Rhythmus zwischen Belastung und Entlastung ist also für die Ernährung der Bandscheibe selbst ein ganz wichtiger Faktor, der für die Langlebigkeit der Bandscheibe eine besondere Bedeutung besitzt.

Mit zunehmendem Alter treten innerhalb des Faserknorpels der Bandscheibe Rißbildungen auf, die zum normalen »Verschleiß« der Bandscheibe gehören. Im Gegensatz zu anderen Geweben des menschlichen Körpers fangen die Abnutzungserscheinungen in den Bandscheiben schon sehr früh an, nämlich bereits im Kindesalter!

Fehlhaltungen, z.B. in der Schule und am Arbeitsplatz, können die normale Abnutzung vorzeitig beschleunigen. Daher ist es wichtig, Fehlhaltungen beim Sitzen bereits in der Schule zu vermeiden, natürlich auch später am Arbeitsplatz.

Das Maschennetz des Faserknorpels der Bandscheibe weist, je älter er wird, Risse in allen Richtungen auf, so daß der weiche Gallertkern sich unter Umständen durch diese Lücken einen Weg zum äußeren Bandscheibenring bahnen und durch diese Risse schlüpfen kann (siehe Abbildung 8).

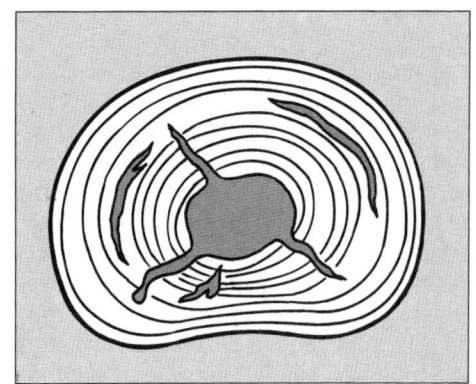

Abbildung 8. Querschnitt durch eine Bandscheibe. Man erkennt Quer- und Längsrisse, bedingt durch degenerative Prozesse.

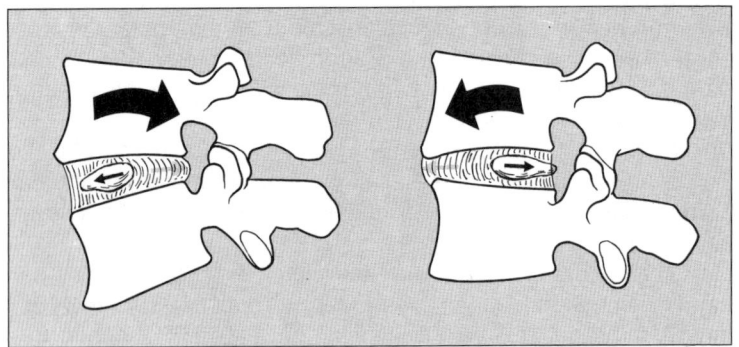

Abbildung 9. »Kernwanderung« in die entgegengesetzte Bewegungsrichtung.

12

Man weiß, daß der Bandscheibenkern bei Vorwärtsbeugung der Wirbelsäule die Tendenz hat, nach hinten auszuweichen, ähnlich wie bei Druck auf eine weiche Zwetschge, wo man den Kern herausdrücken kann.
Wandert dabei der weiche Gallertkern an die hintere Begrenzungszone des Bandscheibenringes, so kann es zu einer Verwölbung der Bandscheibe nach hinten kommen. Hier befinden sich sehr schmerzempfindliche Strukturen, die diesen erhöhten Druck und die Zugspannung am Bandscheibenring als akuten Schmerz weitermelden (Abbildung 9).
Die gelenkigen Verbindungen der einzelnen Wirbel können bei Entzündung oder durch Gelenkabnutzung ebenfalls schmerzen. Die Gelenkentzündung nennt man Arthritis, die Gelenkabnutzung nennt man Arthrose.

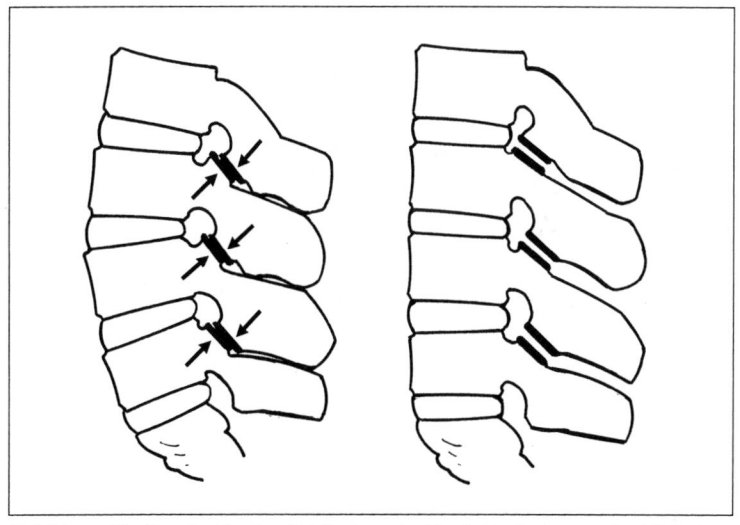

Abbildung 10. Durch ständige Fehlhaltung bedingte Veränderung der Wirbelgelenke.

5. Was ist ein Bandscheibenvorfall?

a) Die Bandscheibenvorwölbung (Protrusion)

Die oben beschriebene »Wanderung« des weichen Gallertkernes zum hinteren Rand der Bandscheibe verursacht eine akute Dehnungsschmerzhaftigkeit der äußeren Begrenzung der Bandscheibe und führt zur akuten *Lumbago* (Abbildung 11 a).

b) Der Bandscheibenvorfall (Prolaps)

Die degenerativen Veränderungen, das heißt die Abnutzungserscheinungen der Bandscheibe, machen aber auch vor dem Faserring nicht immer Halt. Unter Umständen kann sich der weiche Gallertkern sogar durch die letzte Barriere des Faserrings hindurchzwängen und nun in den Wirbelkanal vordringen (Abbildung 11 b). Hier befinden sich die Nervenwurzeln, die vom Rückenmark entspringen und einmal die Muskelfunktion des Körpers, aber auch die Empfindungsmeldung zum Gehirn übernehmen.

c) Der Ischias-Schmerz

Werden diese Nervenwurzeln durch einen solchen hervorgequollenen Bandscheibenkern gequetscht (komprimiert), so antworten sie mit heftigsten Schmerzen. Der Schmerz breitet sich im Versorgungsgebiet dieser Nervenwurzeln aus, in aller Regel entlang der Oberschenkelrückseite bis in den Fuß.

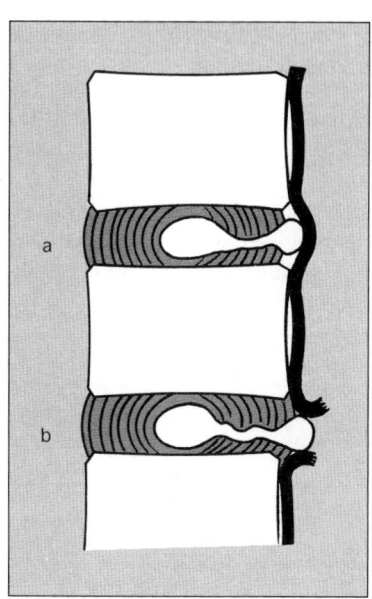

Abbildung 11. Bildliche Darstellung einer Bandscheibenvorwölbung (a) und eines Bandscheibenvorfalles (b).

Da 90% der Bandscheibenvorfälle die beiden untersten Lendenbandscheiben betreffen, wobei die Nervenwurzeln der Ischiasnerven gedrückt werden, nennt man den so entstandenen Schmerz einen Ischias-Schmerz oder eine *Ischialgie*.

Die Bandscheiben-*Vorwölbung* ist prinzipiell die Vorstufe zum Bandscheiben-*Vorfall;* das Schmerzbild ist in der Regel beim Vorfall ausgeprägter oder hochakut. Glücklicherweise gibt aber die Bandscheibenvorwölbung im Gegensatz zum Bandscheibenvorfall seltener Anlaß zu einer operativen Behandlung.

Die Bandscheibenvorwölbung (Protrusion) und der Bandscheibenvorfall (Prolaps) machen ähnliche Beschwerden.

Husten und Niesen

Jeder von Rückenschmerzen Betroffene weiß, wie schmerzhaft ein Husten und Niesen sein kann. Es ist auch nicht selten, daß ein Bandscheibenvorfall durch ein Niesen entsteht. So banal es sich anhört, man kann auftretende Schmerzen beim Husten und Niesen verringern oder vermeiden, wenn man dabei aufsteht und sich nach hinten neigt, um die Lendenlordose dabei zu verstärken. Der Druck auf die gefährdete Bandscheibenregion wird dadurch verringert!

Beim Husten und Niesen nach rückwärts beugen, niesen Sie zum Himmel, nicht zum Teufel!

6. Muß jeder Bandscheibenvorfall operiert werden?

Selbst wenn der weiche Bandscheibenkern durch den hinteren Faserring der Bandscheibe hervorgequollen ist, dabei die Nervenwurzel drückt und den typischen Ischias-Schmerz auslöst, bedeutet dies noch nicht, daß unbedingt eine sofortige Operation durchgeführt werden muß.

In der Praxis zeigt es sich, daß auch ohne Operation 90% aller Menschen mit Bandscheibenvorfällen durch geeignete Maßnahmen wieder beschwerdefrei werden!

Es gelingt zwar nicht immer, den vorgefallenen Bandscheibenkern wieder in sein »altes Bett«, nämlich in das Zentrum der Bandscheibe zu manövrieren; häufig »trocknet« der vorgefallene Gallertkern aus, schrumpft und verliert so an Größe, womit der Druckreiz auf die Wurzel nachläßt.

Die wichtigste Behandlung eines Bandscheibenvorfalles, der nicht operiert werden muß, besteht in einer speziellen Lagerung des Patienten. Die frühere Meinung, daß nur eine bestimmte Art von Lagerung mit einer bestimmten Haltung der Wirbelsäule zweckmäßig ist, hat sich in den letzten Jahren nicht bestätigt. Vielmehr ist man heute der Meinung, daß diejenige Lagerung die richtige ist, in welcher der Betroffene die wenigsten Schmerzen verspürt. Dies kann also unter Umständen eine Bauchlagerung mit extremer Hohlkreuzstellung sein, umgekehrt aber auch, was meist der Fall ist, eine Rückenlagerung mit leichtem Rundrücken, wobei zur Erleichterung dieser Lagerung die Unterschenkel auf eine Stufe (Kissen, Klotz o.ä.) gelagert werden. Diese letztgenannte Lagerung nennt man Stufenbett-Lagerung.

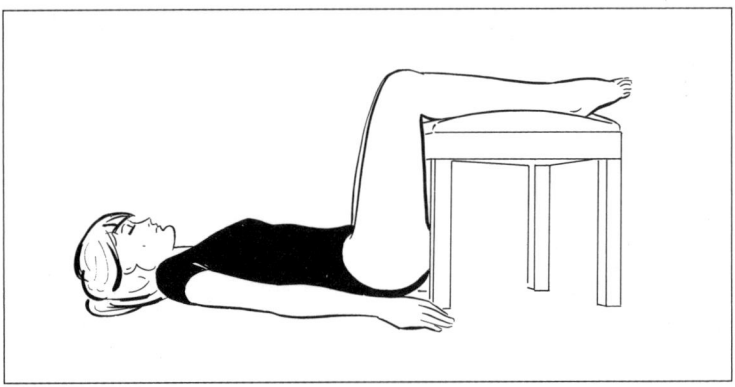

Abbildung 12. Behandlung eines akuten Ischias-Schmerzes in »Stufenbett-Lagerung«.

Die Art der Lagerung beim Bandscheibenvorfall bestimmt allein der Schmerz.

Durch Medikamente, die eine Entquellung und Muskelentspannung bewirken, verbunden mit einer Wärmebehandlung mit heißen Tüchern oder durch Fango-Auflagen, kann man in den meisten Fällen eine zusätzliche Schmerzlinderung und Beschleunigung der Heilung erzielen.

Wenn Wärmeauflagen als schmerzverstärkend empfunden werden, kann man umgekehrt mit Eiseinreibungen oft eine deutliche Linderung bewirken.

In den meisten Fällen zeigt sich, daß durch *strenge Bettruhe* in einer Position, die den geringsten Schmerz verursacht, die schnellste Heilung erzielt werden kann.

Eine *Massagebehandlung* beim Bandscheibenvorfall wird in der Regel als schmerzverstärkend empfunden und hat sich daher nicht bewährt.

Erst wenn alle Bemühungen über 6–8 Wochen nicht zum Erfolg führen, muß der Arzt eine operative Behandlung in die Wege leiten.

Eine Ausnahme besteht allerdings dann, wenn eine Blasen- oder Mastdarmentleerungsstörung vorliegt oder zunehmende Lähmungen eintreten. In solchen Fällen ist eine *sofortige Operation* unbedingt erforderlich, damit keine Dauerschäden zurückbleiben.

Ein Ischias-Schmerz durch einen Bandscheibenvorfall darf durch geeignete Maßnahmen wochenlang behandelt werden. Eine aufgetretene Lähmung des Blasen- oder Mastdarmschließmuskels oder eine zunehmende Beinlähmung dulden dagegen keinen Aufschub zur Operation!

7. Die Chirotherapie – Scharlatanerie? Mode? Hilfe?

Der chirotherapeutisch tätige Arzt wird in vielen Fällen bei einem akuten Ischias feststellen, daß er durch geeignete Maßnahmen helfen kann. Er allein kann durch eine genaue Untersuchung feststellen, ob es sich bei Ihrem Schmerzbild um einen Bandscheibenvorfall handelt oder um eine sog. Wirbel- oder Kreuzdarmbeingelenkblockierung. Letztere verursacht nämlich häufig Beschwerden, die der Laie als Bandscheibenvorfall deutet.

Es zeigt sich immer wieder, daß durch eine vorsichtige chirotherapeutische Maßnahme schnell und ohne Gefahr der Schmerz beseitigt werden kann.

Die Chirotherapie erfordert eine besondere und langwierige Ausbildung. Sie sollten sich nur einem Chirotherapeuten anvertrauen, der diese Ausbildung genossen hat und die Berechtigung zur Ausübung dazu besitzt. Die Zahl der tätigen Chirotherapeuten in Deutschland steigt glücklicherweise ständig an.

Wenn ein Arzt oder ein Krankengymnast eine chirotherapeutische Behandlung bei Ihnen vornimmt, können Sie ziemlich sicher sein, daß dies mit Sachverstand und Kompetenz erfolgt. Bei anderen Berufszweigen, die chiropraktisch tätig sind, ist zumindest eine Portion Vorsicht und Zurückhaltung empfehlenswert.

8. Die Bandscheibenoperation

Wenn die entsprechenden Untersuchungen bei Ihrem Arzt ergeben haben, daß ein Bandscheibenvorfall oder eine Bandscheibenvorwölbung vorliegt, welche durch eine Behandlung ohne Operation nicht zum Erfolg führt, so bricht für Sie damit auch nicht die Welt zusammen!

Eine Bandscheibenoperation ist heute in einer neurochirurgischen oder orthopädischen Klinik das »tägliche Brot«. In den Fällen, in denen sich der Bandscheibenvorfall trotz aller Anstrengungen nicht wieder zurückverlagert, muß der in den Wirbelkanal vorgedrungene Anteil auf operativem Weg entfernt werden, damit der Druck (Kompression) auf den abgehenden Nervenwurzelast weggenommen wird.

Würde man dies nicht tun, bliebe schließlich eine nicht mehr reparable Nervenschädigung zurück, die neben den chronischen Schmerzen unter Umständen für den Rest des Lebens eine Teillähmung im betroffenen Bein hervorrufen würde.

Bei der Bandscheibenoperation wird, um überhaupt an den Ort des Geschehens zu gelangen, ein kleines Fenster in dem hinteren Wirbelbogen eröffnet, ohne daß dabei in der Regel die Stabilität und die Bewegungsfähigkeit dieses Wirbels für spätere Zeiten beeinträchtigt werden.

Die heutigen Operationsverfahren sind so schonend, daß bereits nach dem Aufwachen aus der Narkose fast immer der heftige Ischias-Schmerz beseitigt ist.

Meist können die operierten Patienten innerhalb der ersten Operationswoche bereits wieder das Bett verlassen. Die übliche Wundheilungsphase muß ärztlich überwacht werden. Die ersten Bewe-

gungen müssen sorgfältig und unter Anleitung eines Krankengymnasten durchgeführt werden.

Der kleine Hautschnitt und die durchtrennten Muskeln im Rücken-
bereich heilen sehr rasch und spielen für die Wiedererlangung der
normalen Funktion keine große Rolle.

Der schlimmste Feind auf dem Weg zur Wiedererlangung einer guten Wirbelsäulenfunktion nach einer Bandscheibenoperation ist
die Ängstlichkeit des Operierten!

> Gefährlicher als die möglichen Folgen nach einer Bandscheibenopera-
> tion ist die Angst vor den Folgen!

Die operative Verflüssigung des Bandscheibenkernes (Nucleolyse)

In den letzten Jahren hat sich zunehmend eine ergänzende Möglichkeit zur Behandlung eines Bandscheibenvorfalles entwickelt,
nämlich eine Verflüssigung des störenden weichen Bandscheibenkernes durch eine Injektion eines bestimmten Medikamentes. Dieses Medikament hat die Eigenschaft, gallertartiges Körpergewebe
zu verflüssigen. Dazu ist erforderlich, daß der Arzt mit einer Injek-
tionsnadel unter Röntgenkontrolle den auf die Nervenwurzel drük-
kenden Bandscheibenkern genau trifft und hier dieses Präparat
hineinspritzt. Die Auflösung des Gallertkernes (Verflüssigung) ge-
schieht innerhalb weniger Stunden, so daß auch hier, ähnlich wie
bei der Operation, der Ischias-Schmerz sehr rasch verschwindet.

Allerdings sind die Einsatzmöglichkeiten einer Nucleolyse gegen-
über der operativen Behandlung deutlich eingeschränkt und nur
ganz besonderen Fällen vorbehalten.

Aufgrund des schnellen Höhenverlustes der Bandscheibe durch
die plötzliche Verflüssigung und Auflösung des Gallertkernes
kommt es häufig zu wochen-, manchmal auch zu monatelangen
heftigen Rückenschmerzen, die sich schließlich aber wieder verlieren.

Die Nucleolyse ist nach den heutigen Erkenntnissen in vielen Fällen eine brauchbare zusätzliche Behandlungsmöglichkeit, die aber die Operation in Zukunft nicht überflüssig macht, sondern lediglich in besonderen Anwendungsfällen eine *Therapievariante* darstellt.

> Nicht der Patient, sondern nur der Operateur kann entscheiden, ob eine operative Behandlung oder eine Nucleolyse die bessere und erfolgreichere Behandlungsmöglichkeit darstellt.

Perkutane Nucleotomie

Seit etwa einem Jahr besteht in Deutschland die Möglichkeit, durch ein neues Verfahren den weichen Bandscheibenkern durch eine dünne Punktionskanüle abzusaugen; diese Methode ist einerseits relativ komplikationslos, andererseits aber nur besonderen Fällen vorbehalten. Ingesamt ist dieser Eingriff als Alternative zur konventionellen Operation oder der chemischen Auflösung des Bandscheibenkernes (Nucleolyse) zu verstehen.

9. Ich bin operiert, was erwartet mich nun?

Sie sind in einer orthopädischen oder neuro-chirurgischen Klinik operiert worden; die ersten Tage nach der Operation verlaufen, je nach Klinik und Einstellung des Operateurs, zum Teil etwas unterschiedlich.

In einigen Kliniken darf man bereits am Tag nach der Operation wieder das Bett verlassen und die ersten Schritte zusammen mit dem Krankengymnasten im Zimmer wagen. In anderen Kliniken ist man etwas zurückhaltender. Dort muß man einige Tage streng das Bett hüten und macht liegend – zusammen mit dem Krankengymnasten – Muskelanspannungsübungen, die den Rücken nicht belasten und trotzdem die Kraft in den Beinen und im Rücken fördern sollen.

Es gibt auch Kliniken, in welchen eine Ruhigstellung der Lendenwirbelsäule durch ein Mieder, zum Teil auch mit einem Gipskorsett, verordnet wird.

In welcher dieser Kliniken Sie sich auch befinden mögen, in allen ist es mittlerweilen zur Selbstverständlichkeit geworden, daß schon am ersten Tag nach der Operation der Krankengymnast sich um Sie kümmern wird. Sie lernen, ohne die Wirbelsäule falsch zu belasten und ohne sie zu verwringen und zu verbiegen, vom Bett aufzustehen, ebenso sich wieder hinzulegen.

Wie wichtig das richtige Aufstehen aus der liegenden Position für Sie ist, merken Sie schon daran, daß mit der richtigen Technik so gut wie keine Schmerzen im operierten Lendenbereich auftreten.

Der nächste Schritt ist das Üben des richtigen Hinsetzens und Aufstehens. Wie diese Übungen im einzelnen aussehen, wird an späterer Stelle genau beschrieben und mit Bildern gezeigt.

Das weitere Vorgehen nach einer Operation hängt nun weitgehend davon ab, ob Sie in der Klinik bleiben, in welcher Sie operiert wurden, oder ob Sie in ein anderes Krankenhaus zur Weiterbehandlung verlegt werden.

Es gibt auch die Möglichkeit, daß Sie nach der Operation zum sog. Anschlußheilverfahren in eine spezielle Rehabilitationsklinik eingewiesen werden, in welcher man sich auf die Weiterbehandlung speziell Ihrer Problematik bestens versteht.

Jeder, der operiert wurde oder jeder, der operiert werden muß, stellt natürlich als erstes die Frage, wie lange er arbeitsunfähig sein wird, wie lange er sich »schonen« muß und ob er etwa später wieder seinen Hobbys oder seiner sportlichen Tätigkeit nachgehen kann.

Nach umfangreichen Untersuchungen in vielen deutschen Kliniken und aufgrund eigener Untersuchungen kann ich Ihnen sagen, daß etwa sieben von zehn Operierten nach Abschluß der stationären Weiterbehandlungsphase ihren beruflichen Tätigkeiten in vollem Umfang wieder nachkommen können. Dies trifft naturgemäß eher für solche Menschen zu, die keinen sehr schweren körperlichen Beruf ausüben, als für jene, die etwa berufsbezogene schwere Belastungen der Wirbelsäule erleiden.

In wenigen Fällen muß der behandelnde Arzt schon während der Weiterbehandlungsphase zusammen mit Ihnen überlegen und besprechen, ob der bisherige Beruf ohne Gefahr wieder ausgeübt werden kann. Dies hängt nicht nur vom Beruf allein ab, sondern auch von Ihrer körperlichen Verfassung und der Möglichkeit, schädigende Einwirkungen durch die berufliche Tätigkeit auf die Wirbelsäule auszuschalten oder doch zu verringern.

Drei von zehn Operierten sind erfahrungsgemäß nach der Operation *nicht* völlig beschwerdefrei, sondern leiden unter Beschwerden bei bestimmten äußeren Bedingungen, etwa bei körperlichen Belastungen oder bei bestimmter Körperhaltung.

Ein kleiner Prozentsatz wird unter Veränderungen zu leiden haben, die durch die operative Behandlung selbst entstanden sind, nämlich durch Narbenbildungen im Bereich des Wirbelkanals oder durch eine eingetretene »Instabilität« im operierten Wirbelsegment.

Es muß an dieser Stelle aber ganz deutlich gesagt werden, daß der Anteil der bestehenden Beschwerden um so größer ist, je weniger intensiv eine gezielte krankengymnastische Behandlung nach der Operation durchgeführt wird.

> Eine gute krankengymnastische Weiterbehandlung ist die halbe Garantie für das Gelingen einer Bandscheibenoperation!

Todesfälle bei einer Bandscheibenoperation sind so selten wie bei einer anderen operativen Behandlung, etwa eines Blinddarmes oder eines Leistenbruches.

Auch die häufig befürchtete *Querschnittlähmung* ist keine reelle Gefahr bei der Bandscheibenoperation.

Was die sportlichen Ambitionen betrifft, so kann man erfreulicherweise feststellen, daß 70% aller Operierten wieder in der Lage sind, sportlich tätig zu sein. Unter der richtigen Anleitung und Vorbereitung sind sie sogar in der Lage, Hochleistungssport zu treiben! Daß dies natürlich nicht bereits eine Woche nach der Operation möglich ist, versteht sich von selbst. Aber immerhin kann man Sportarten ohne Belastung des Rückens schon drei bis sechs Monate nach der Operation wieder beginnen, bei anderen muß man eine längere Eingewöhnungszeit einkalkulieren (siehe Kapitel 16, Bandscheibenleiden und Sport).

Sie sehen, daß auch der operierte Bandscheibenpatient eine sehr gute Prognose hinsichtlich seiner späteren Lebensführung und Aktivitäten hat. Es besteht also keinerlei Grund, seine Lebensgewohnheiten in jedem Fall automatisch nach einer Bandscheibenoperation drastisch zu ändern! Erst recht ist es nicht notwendig, einen Antrag auf Schwerbehinderung beim Versorgungsamt zu stellen!

Die 30% der Operierten, die keine völlige Beschwerdefreiheit erwarten können, rechtfertigen immerhin eine gewisse Zurückhaltung bei der Operationsindikation. Das heißt, einfach ausgedrückt, daß trotz der insgesamt guten Prognose jede Bandscheibenoperation nur dann durchgeführt werden sollte, wenn keine andere Möglichkeit zur Schmerzlinderung besteht und alle nichtoperativen Behandlungsmöglichkeiten bereits ausgeschöpft wurden. Jetzt mögen Sie vielleicht eher verstehen, daß nicht jeder Bandscheibenvorfall operiert werden muß und soll. Ihr behandelnder Arzt wird zunächst einmal versuchen, über einige Zeit, solange es vertretbar ist, alle anderen Möglichkeiten der Behandlung einzusetzen.

> Die Bandscheibenoperation soll erst dann erfolgen, wenn keine andere Maßnahme mehr hilft!

10. Welche Fehler darf ich nach einer Operation nicht machen?

Nachdem Sie den Text des Leitfadens bis hierher schon gelesen haben, wissen Sie bereits, daß die meisten Bandscheibenschäden, insbesondere der Bandscheibenvorfall, durch *Dauerfehlbeanspruchungen* der Wirbelsäule (ungünstige Körperhaltung) entstanden sind.

Auch wenn die Bandscheibe operiert ist, kann die gleiche ungünstige Voraussetzung, die seinerzeit zum Bandscheibenvorfall geführt hat, auch jetzt noch für die Wirbelsäule gefährlich sein. Entweder kann ein Nachbarsegment, d.h. eine Bandscheibe in einer anderen Etage, oder aber die bereits operierte Bandscheibe die erneut gemachten Fehler übelnehmen, wenn Sie nicht in der Lage sind, diese in Zukunft zu vermeiden.

> Um Fehler zu vermeiden, muß man sie kennen!

Das Bewußtmachen der immer wieder falsch gemachten Körperbewegungen und der falschen »Haltung« ist eine der Hauptaufgaben des Krankengymnasten. Während der gesamten Behandlungszeit nach einer Operation versucht er, Ihnen dieses „Bewußtsein" beizubringen. Sie selbst müssen fortan bereit sein, diese Fehler erkennen zu wollen und bemüht sein, daran zu arbeiten, diese Fehler auszumerzen!

Wie diese einzelnen Fehlermöglichkeiten aussehen und wie man sie vermeidet, werden Sie in späteren Kapiteln einzeln erklärt bekommen.

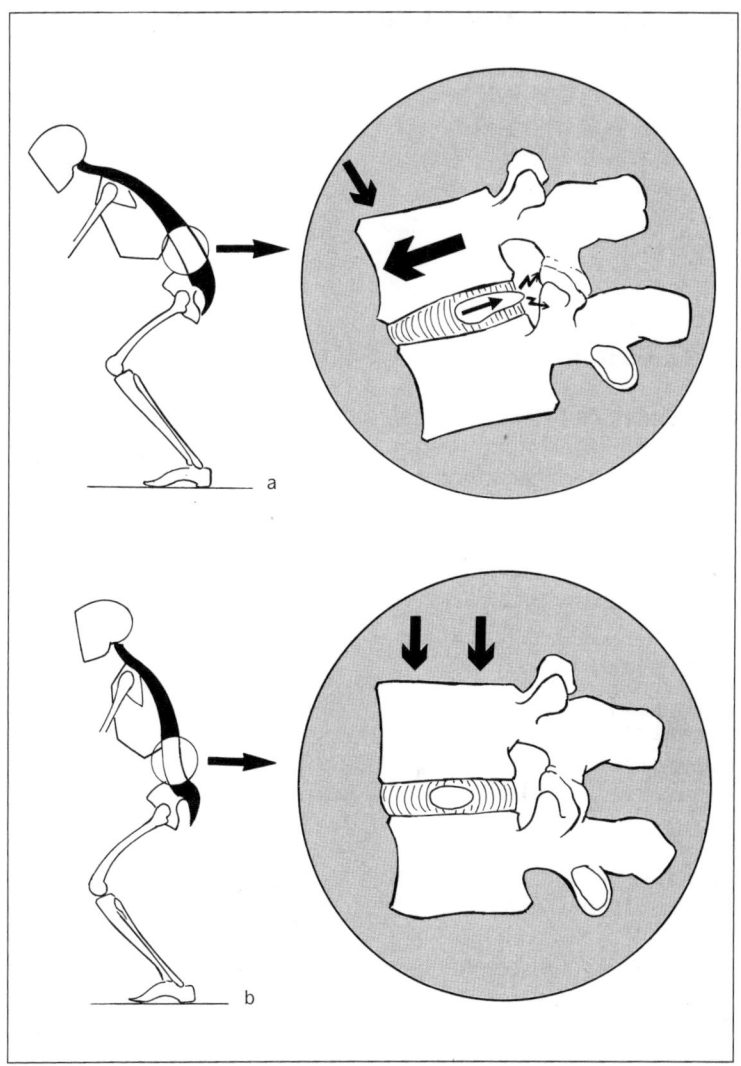

Abbildung 13. Dauerfehlhaltungen, Arbeiten in der vornübergeneigten Haltung und Heben aus dieser Postition (a) können einen Bandscheibenvorfall auslösen. Die Beibehaltung der Streckhaltung der Lendenwirbelsäule beim Heben gefährdet dagegen den Bandscheibenkern nicht (b).

11. Anleitung zur Selbsthilfe

Vorbemerkung

Die Selbsthilfe bei akuten Kreuzschmerzen wird zunächst das Ziel haben, durch bestimmte Verhaltensweisen den Schmerz zu lindern. Der Betroffene merkt sehr rasch, welche Körperhaltung ihm eine Erleichtung bringt und welche Bewegungen den Schmerz verstärken. In der Regel nimmt man ganz »spontan«, d.h. ohne nachzudenken, automatisch die Körperposition ein, die den geringsten Schmerz verursacht.

> Erzwinge keine »optisch schöne« Körperhaltung, wenn diese Schmerzen bereitet. Die richtige Haltung beim Kreuzschmerz ist diejenige, die am wenigsten weh tut!

Bei Rückenschmerzen sollte natürlich alles vermieden werden, was als Verschlimmerung der Beschwerden in Frage kommt. Dazu gehören alle Haltungen und Tätigkeiten, die sich erfahrungsgemäß als ungünstig erwiesen haben. Insbesondere sind dies langes Sitzen, langes Autofahren, Arbeiten in vornübergeneigter Haltung, etwa im Garten, das Heben und Tragen von schweren Gegenständen, vor allem wenn sie einseitig getragen werden müssen. Alle diese genannten Fehlbeanspruchungen der Wirbelsäule, insbesondere der Bandscheiben, führen zu einer Fehlbelastung, d.h. Verformung derselben.

Häufig bestehen bei der Fehlhaltung selbst kaum oder gar keine Schmerzen. Erst wenn man in die »normale« Position kommt, treten heftige und stechende Schmerzen auf.

Die Ursache hierfür ist oft ein verlagerter Bandscheibenkern, der durch die lange Fehlhaltung an das hintere Längsband gewandert ist und jetzt bei der schnellen Aufrichtung nicht rasch genug wieder ins Zentrum der Bandscheibe zurückschlupfen kann.

Am häufigsten entstehen Bandscheibenvorfälle daher in dem Augenblick, wenn man aus der lange eingenommenen vornübergebeugten Haltung plötzlich wieder in die Normalposition kommt. Erschwerend wirkt sich dabei aus, wenn man in diesem Augenblick auch noch ein Gewicht aufhebt oder vor sich hertragen muß.

Typischer Auslöser für einen solchen Bandscheibenvorfall ist etwa das Wechseln eines Autorades, wobei man versäumt hat, in die Kniebeuge zu gehen und die Arbeit aus dem gebeugtem Rücken heraus durchführt. Ein anderes Beispiel ist das Arbeiten im Garten in vornübergebeugter Haltung und danach Aufheben eines schweren Gegenstandes oder des vollbeladenen Schubkarrens.

Wichtig bei allen Arbeiten in gebeugter Rückenposition ist, daß die Einnahme der normalen Position der Wirbelsäule *langsam* zu erfolgen hat und niemals mit gleichzeitiger Gewichtsbelastung!

Das lange Verharren in vornübergebeugter Stellung ist für das Kreuz gefährlich; noch gefährlicher ist das schnelle Wiederaufrichten; am gefährlichsten ist das schnelle Wiederaufrichten unter gleichzeitiger zusätzlicher Gewichtsbelastung!

---

12. Eigenbehandlung von Rückenschmerzen

Im folgenden werde ich Ihnen einige Übungen vorstellen, die dazu geeignet sind, unter bestimmten Voraussetzungen Ihre Rückenschmerzen zu lindern. Ein Teil der Übungen geht in die Richtung der Vorwärtsbeugung des Rumpfes, der andere Teil in die entgegengesetzte Richtung, nämlich die Rückwärtsneigung. Schon aus dem entgegengesetzten Richtungsverlauf der Übungen folgt, daß natürlich nur ein Teil dieser Übungen für Sie geeignet ist. Um zu entscheiden, ob eher die Vorwärtsbeugeübungen oder die Rückwärtsneigeübungen die richtigen sind, machen Sie einfach eine Testbewegung in eine der beiden Hauptrichtungen des Rumpfes. Empfinden Sie dabei stärkere Schmerzen etwa in der Vorwärtsbeugung, so sind die Übungen in der Aufrichtung des Rumpfes bzw. der Rückwärtsneigung und die Bauchlagenübungen die richtigen. Haben Sie dagegen verstärkte Schmerzen bei der Rückwärtsneigung des Rumpfes, so sind die Übungen in Vorwärtsbeugung und die Übungen in Rückenlage die richtigen.

> Nur Sie allein können auf Grund Ihrer Schmerzempfindung entscheiden, welche der genannten Übungen für Sie die richtigen sind.

Bevor Sie nun die einzelnen Übungen von den Bildern und vom Text her anschauen, müssen Sie vorneweg zunächst einmal klären, ob Sie überhaupt aufgrund Ihrer Beschwerden ein »Kandidat« zur Selbstbehandlung sind. Lesen Sie die folgenden Fragen sehr genau und kritisch durch und notieren Sie sich hinter jeder Frage die Antwort ja oder nein.

1. Es gibt Zeitpunkte oder Perioden während des Tages, wo ich schmerzfrei bin.
2. Meine Schmerzen werden schlimmer, wenn ich längere Zeit sitze und dann vom Sitzen aufstehe.
3. Meine Schmerzen werden schlimmer, wenn ich mich lange bükken oder vornüberbeugen muß (z.B. wenn ich Betten mache, staubsaugen muß oder Gartenarbeit verrichte).
4. Ich habe starke Schmerzen nach dem morgendlichen Aufstehen vom Bett, die dann langsam im Laufe der nächsten Minuten oder Stunden nachlassen.
5. Ich verspüre eine Zunahme der Schmerzen bei Inaktivität, dagegen eine Besserung der Schmerzen bei Bewegung.
6. Ich bemerke eine Besserung der Schmerzen beim Liegen auf dem Bauch oder beim Liegen auf dem Rücken mit angezogenen Knien.
7. Die Schmerzausbreitung vom Kreuz in das Bein geht nicht tiefer als bis zum Knie.
8. Dies ist nicht mein erster Schmerzanfall, ich habe ähnliche Schmerzattacken auch früher schon gehabt.

Wenn Sie die oben genannten Fragen eindeutig mit ja beantworten können, ist die Eigenbehandlung mit den nachfolgenden ausgewählten Übungen erlaubt und die Chancen zur Schmerzlinderung sind gut. Wenn Sie nur einen Teil der Fragen mit ja beantworten können, dann sind die Chancen einer Selbstbehandlung nicht günstig; eine Abklärung der Ursachen Ihrer Beschwerden durch Ihren Arzt sollte in jedem Fall durchgeführt werden.

Ausgewählte Übungen zur Eigenbehandlung von Rückenschmerzen[1]

Übung 1

Bauchlage, das Kinn wird auf die übereinandergelegten Handrükken gelegt, die Beine werden leicht abgespreizt und die Fußspitzen werden nach außen gedreht. Die Unterlage soll nachgiebig gewählt werden, aber nicht zu weich, am besten die Matratze auf den Fußboden legen. Man versucht zu entspannen, ohne irgendwelche Bewegungen durchzuführen.

Übung 2

Aus der Grundposition der Übung 1 stützt man sich auf die Ellenbogen, wie man es häufig auf der Liegewiese im Schwimmbad macht, um Leute zu beobachten; allerdings werden jetzt die Handflächen nach oben gedreht und nicht, wie vorher, die Handrücken. Die Beinstellung bleibt unverändert. Dauer der Übung: 5 Minuten.

[1] modifiziert nach RA McKENZIE

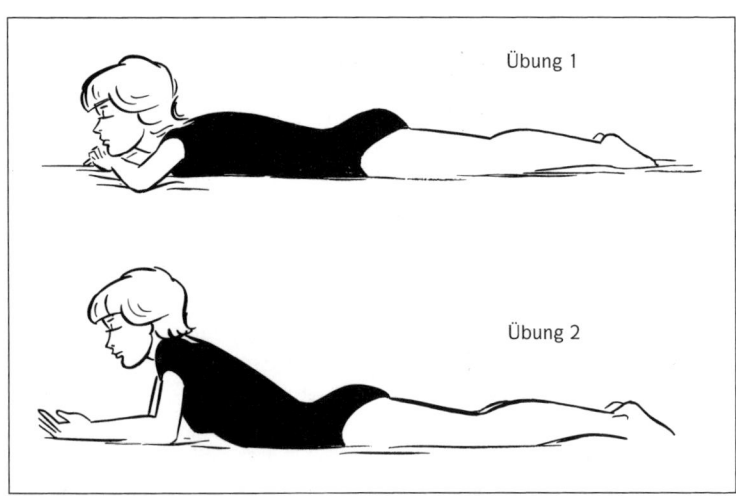

Abbildung 14. Übung 1 (s. Text).   *Abbildung 15.* Übung 2 (s. Text).

Übung 3

Grundposition wie bei Übung 1. Die Hände werden mit den Fingerspitzen nach oben unter die Schulter gelegt, worauf man sich im Liegestütz nur mit dem Oberkörper leicht nach oben drückt und Bauch und Becken dabei auf der Unterlage beläßt. Es ist darauf zu achten, daß der Kopf in Mittelstellung gehalten und das Kinn zur

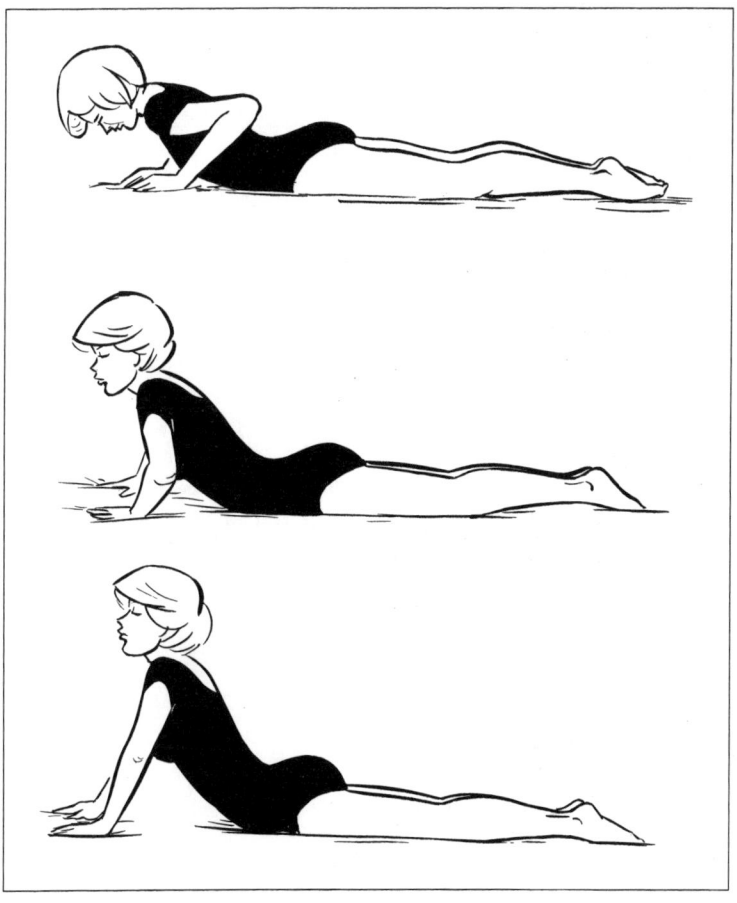

Abbildung 16. Übung 3 (s. Text).

Brust hin orientiert wird. Man verstärkt damit das Hohlkreuz. Zunächst nur halbe Aufrichtung, schließlich bei der Wiederholung zunehmend höheres Aufrichten in den Liegestütz; dabei bleiben aber, wie im Anfang, Bauch und Becken immer noch auf der Unterlage liegen. Wer keine genügende Kraft in den Armen hat, braucht sich nur ein- bis zweimal in diese Position zu bringen, dafür aber etwas länger in dieser deutlich überkorrigierten Hohlkreuzstellung halten. Diese Übung repetiert man höchstens zehnmal innerhalb zwei Stunden. Wiederholungen sind im übrigen nur sinnvoll, wenn eine merkliche Besserung durch die Übung selbst eintritt. Die Besserung ist bereits daran zu erkennen, wenn der anfängliche Schmerz, der sich etwa bis zum Knie erstreckte, jetzt im Verlauf der Übung nicht mehr so weit nach unten reicht.

Übung 4

Man steht bequem mit leicht gespreizten Beinen und legt beide Hände ins Kreuz. Die Knie werden nach hinten durchgestreckt und man beugt sich so weit es geht nach hinten. Diese Übung wird einigemale wiederholt und täglich durchgeführt.

Die bis jetzt besprochenen und gezeigten Übungen 1—4 sind für alle diejenigen Schmerzen vorgesehen, die dann auftreten, wenn Sie sich längere Zeit in vornübergeneigter Haltung befinden oder arbeiten (beim Bettenmachen, bei Arbeiten in gebückter Haltung etc.). Voraussetzung für die Durchführung dieser ersten vier Übungen ist, daß Sie bei der Testbewegung der Rückwärtsneigung keine zunehmenden Schmerzen verspüren.

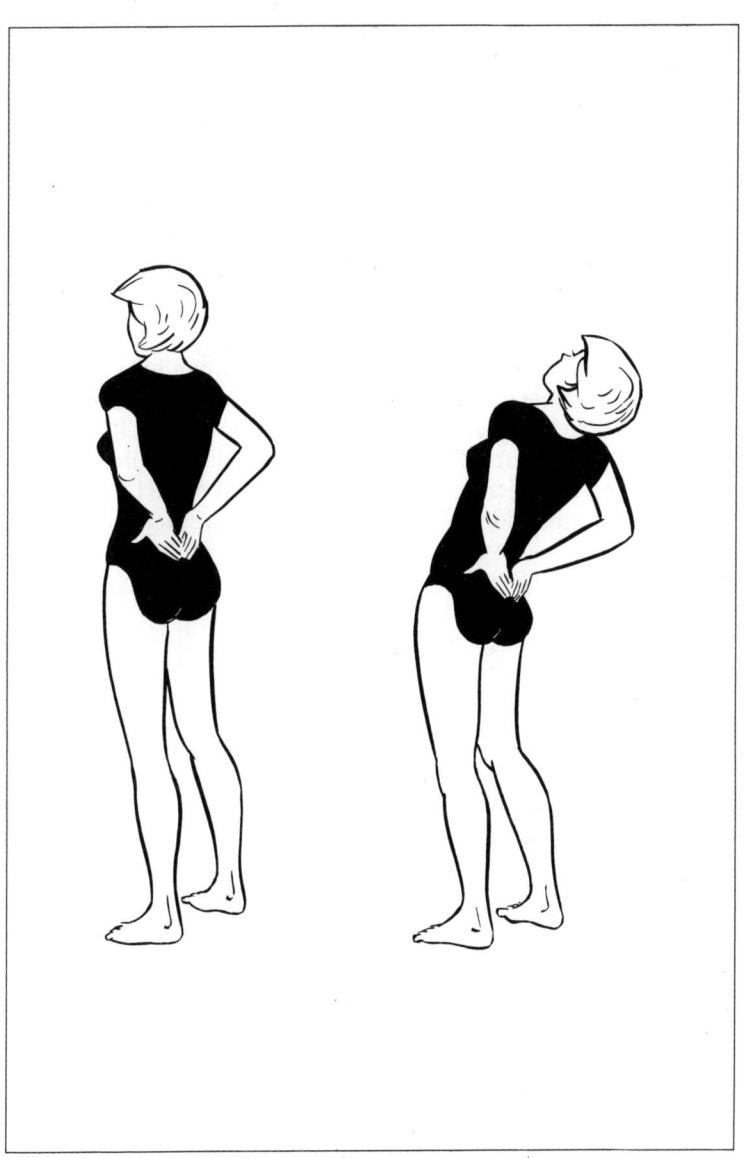

Abbildung 17. Übung 4 (s. Text).

Übung 5

Rückenlage, entweder auf dem Teppich oder auf der zuvor beschriebenen Matratze auf dem Fußboden:

Man umfaßt mit den Händen die gebeugten Kniegelenke und zieht diese vorsichtig und nicht ruckartig in Richtung auf das Kinn. Man spürt dabei die Dehnung der Rückenmuskeln und der Bänder. Anfangs nur mäßige Dehnung, später mit zunehmendem Druck auf die Kniegelenke ausüben. Wiederholung der Übung zehnmal pro Serie.

Diese Übung darf nur durchgeführt werden, wenn eine Beugung der Wirbelsäule nach vorne nicht ohnehin bestehende Schmerzen verschlimmert. Nur bei völlig schmerzfreier Durchführung der Übung ist diese erlaubt. Treten bei dem Versuch der Durchführung dieser Übung Schmerzen im Kreuz auf, dann ist diese Übung nicht erlaubt, der Orthopäde sollte zu Rate gezogen werden.

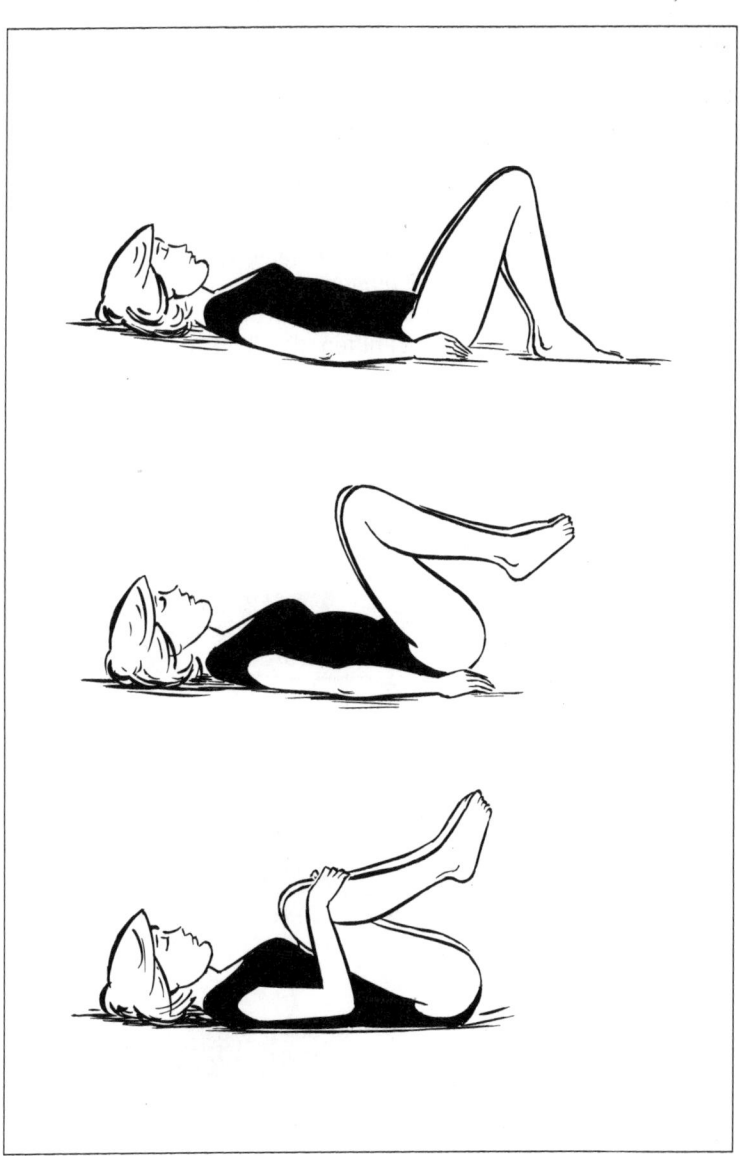

Abbildung 18. Übung 5 (s. Text).

Übung 6 (Beckenrollen)

Diese Übung dient zur Entspannung und Dehnung der Rückenmuskulatur bei »Hohlkreuz«-bedingten Beschwerden. Sie dient gleichzeitig der Kräftigung der Gesäß- und Bauchmuskulatur. Man liegt dabei auf dem Rücken und wählt eine feste Unterlage, entweder einen Teppichboden oder eine auf dem Boden ausgelegte Decke.
In Rückenlage werden die Knie leicht angestellt und zunächst eine Hohlkreuzposition im Liegen eingenommen, so daß die eigene Hand leicht unter das Kreuz geschoben werden kann. Jetzt werden die Gesäßbacken zusammengekniffen, das Becken wird zur Unter-

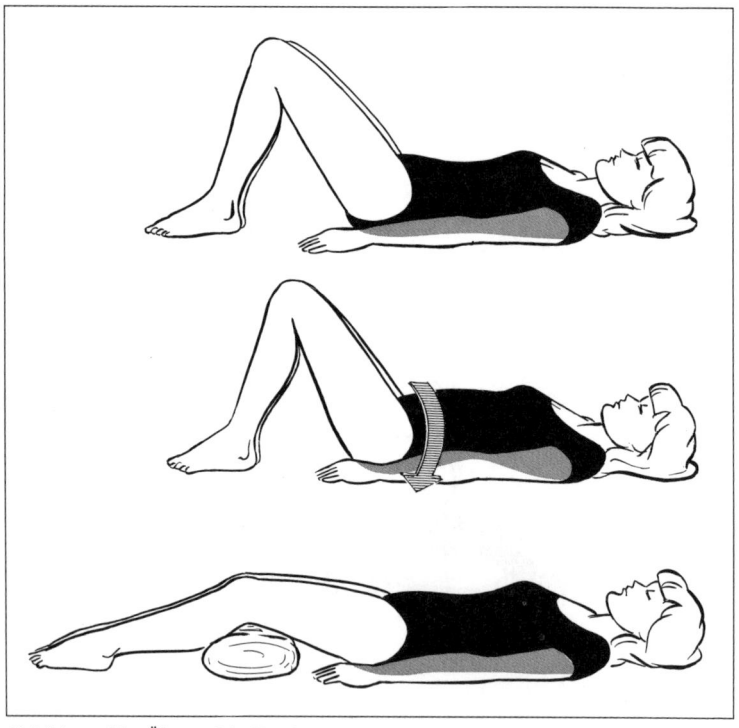

Abbildung 19. Übung 6 (s. Text).

lage gedreht und die vorher bestehende Hohlkrümmung der Lendenwirbelsäule aufgehoben, wobei das Kreuz auf die Unterlage gedrückt wird. Diese Haltung wird durch Muskelspannung etwa drei Sekunden gehalten und dann wieder die ursprüngliche Ausgangsstellung eingenommen, das Kreuz wird also wieder hohl. Diese Übung wird etwa 30 mal wiederholt. Wichtig ist bei dieser Übung, daß die Abrollbewegung des Beckens nur durch Anspannen der Gesäßmuskeln erreicht wird. Achten Sie weiterhin darauf, daß Sie nicht versuchen, die Übung durch falsche Preßatmung zu erreichen, atmen Sie während der Übung ganz locker weiter. Beherrschen Sie diese Übung, so können Sie die angestellten Beine zunehmend ausstrecken, d.h. die Kniebeugung verringern. Günstig ist es, in der fast ausgestreckten Beinstellung schließlich ein Kissen unter die Kniekehle zu legen.

Wenn Sie auch diese Übung mit nahezu ausgestreckten Beinen beherrschen und wissen, worauf es hier ankommt, können Sie diese Übung schließlich auch im Stehen durchführen, zunächst mit Anlehnung an eine Wand, schließlich für ganz Fortgeschrittene auch ohne Anlehnung an die Wand.

Die Übungen 5 und 6 sind bei denjenigen Schmerzbildern zu empfehlen, die dann verstärkt auftreten, wenn Sie den Oberkörper in die Rückneigung bringen. Auch als Trainings- und Vorbeugeübung ist insbesondere die Übung 6 zu empfehlen.

Auch hier ist, ähnlich wie bei den Übungen 1–4, nochmals zu betonen, daß die Durchführung der Übungen 5 und 6 keine Zunahme der Schmerzen bewirken soll. Sollte dies der Fall sein, ist ein Fortfahren mit diesen Übungen zu unterlassen, eine orthopädische Abklärung ist dann erforderlich.

Übung 7 (Sitzübungen)

Haben Sie schon einmal einen Reiter von der Seite beobachtet, welche Bewegungen sein Rücken und sein Hinterteil beim Traben des Pferdes ausführen? Unbestritten ist das Reiten im Schritt und im Trab für eine gesunde Wirbelsäule und nahezu auch für jede kranke Wirbelsäule die beste Gymnastik, die man sich vorstellen kann. Die Muskeln des Rückens und des gesamten Rumpfes werden rhythmisch angespannt, die Bandscheiben werden regelrecht massiert, was für den Stoffwechselaustausch, also für die Ernährung, von großer Bedeutung ist.

Eine ähnliche Gymnastik werde ich Ihnen jetzt als Sitzübung erklären:

Setzen Sie sich auf einen Stuhl oder Hocker ganz an die vordere Kante, stellen Sie dabei beide Füße bequem und mit etwas Abstand voneinander auf den Boden. Die Fußspitzen zeigen nach vorne. Nun machen Sie einen großen Buckel und lassen sich ohne Anspannung der Muskeln nach vorne runterhängen. Dies ist gewöhnlich die Sitzhaltung, die viele Menschen als »bequem« und entspannt ansehen. Jetzt richten Sie sich mit Kopf und Schultern nach oben, spannen den Rücken dabei an und versuchen, ein starkes Hohlkreuz zu machen. Sie merken deutlich, wie sich Ihr Gesäß auf den beiden Sitzbeinhöckern abrollt und die Brust nach oben kommt. Auch ein Gesunder spürt bei der Extremstellung des Hohlkreuzes ein leichtes Ziehen im Bereich des Rückens, was aber noch kein eigentlicher Schmerz ist.
Die jetzt eingenommene maximale Rückwärtsneigung des Oberkörpers mit der extremen Hohlkreuzstellung verringern Sie etwas, wobei Sie immer noch eine aufrechte Position einnehmen. Diese Mittelstellung, bei der immer noch eine Hohlkrümmung des Kreuzes besteht, ist die sog. optimale Normalstellung, die man immer beim Sitzen einnehmen sollte!
Nun bewegen Sie sich wieder in die erste Ausgangsstellung mit Rundrücken, die Übung beginnt jetzt wieder von vorne.

> Die optimale Sitzhaltung ist die Mittelstellung zwischen vornübergeneigter und extremer Rückwärtsbiegung der Wirbelsäule.

Diese Übung kann mehrmals täglich als Bandscheibengymnastik empfohlen werden. Nur bei entzündlichen Veränderungen der Wirbelgelenke, bei denen das Rückwärtsneigen starke Schmerzen verursacht, sollte diese Übung nicht durchgeführt werden.

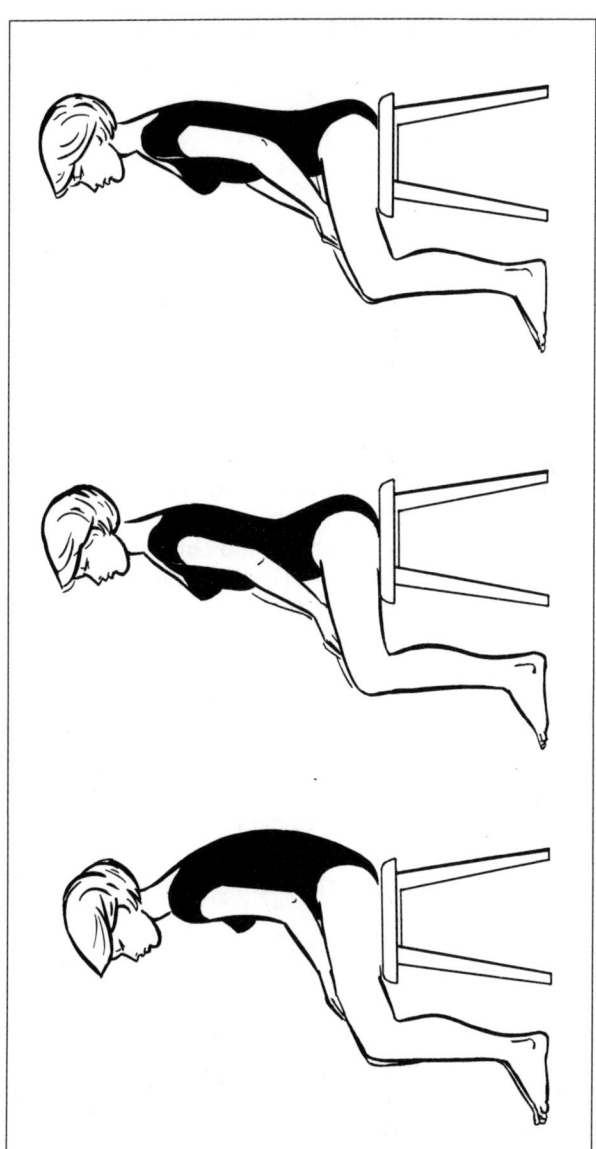

Abbildung 20. Übung 7 (s. Text).

13. Das richtige Sitzen im Alltag

Nachdem Sie die Vorübung zum richtigen Sitzen schon gelernt haben, können Sie sich vorstellen, daß die Mittelstellung der letzten Übung, also das »korrekte« Sitzen, die optimale Sitzstellung für langes Sitzen darstellt. In dieser Position kann man allerdings selbst als gut trainierter Sportler nicht unbeschränkt sitzen. Man möchte nach ein bis zwei Stunden der arbeitenden Rückenmuskulatur die Gelegenheit geben, sich auszuruhen, sich zu entspannen. Dazu kann man sich bequem zurücklehnen und einen Rundrücken machen, was zunächst die Bänder zwar belastet, aber von der Rückenmuskulatur dankbar begrüßt wird. Dieses »sich in die Bänder fallen lassen«, wie die Fachleute es nennen, ist für einen kurzen Augenblick der Entspannung durchaus unbedenklich. Eine Dauerhaltung in dieser Position ist aber für eine Bandscheibe gefährlich, da hierbei der weiche Bandscheibengallertkern sich bis zum hinteren Faserring durcharbeiten kann und ein Bandscheibenvorfall begünstigt wird.

Ideal ist, wenn man sich nach einer Sitzdauer von ein bis zwei Stunden vom Stuhl erheben kann und die Übung 4, also die Hohlkreuzstellung mit abgestützten Händen im Rücken, einige Male machen kann.

Sie werden häufig beobachten, daß diese Übung – auch ohne Anleitung – von vielen Menschen nach längerem Sitzen spontan durchgeführt wird, weil jeder, der durch längeres Sitzen Rückenschmerzen bekommt, zur Entlastung der Bandscheiben von sich aus gerne diese momentane Entlastungshaltung einnimmt. Diese Übung kann man im Büro als stündliche kurze Bewegungspause durchführen, das gleiche gilt für einen Autofahrer, der längere Strecken hinter dem Steuer sitzen muß.

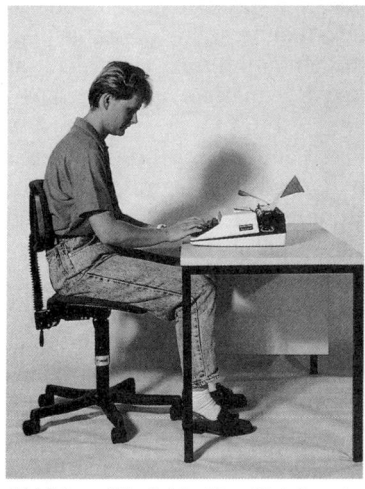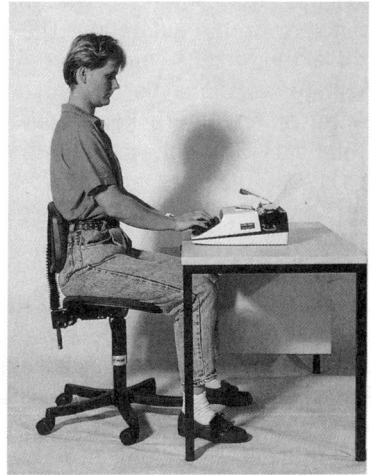

Abbildung 21. Schlechtes (links) und gutes (rechts) Sitzen auf einem Bürostuhl (s. Text).

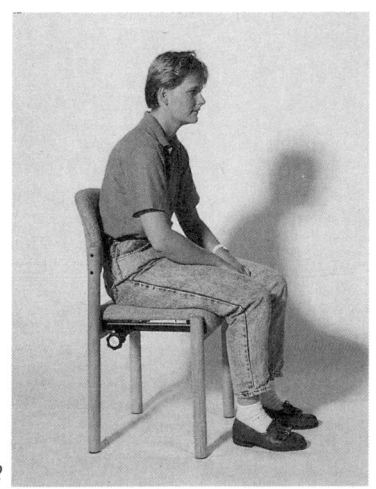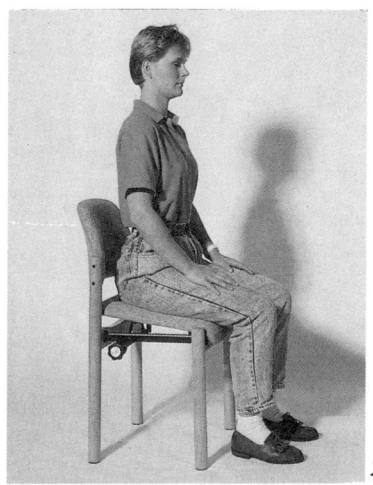

22

23

Abbildung 22 und *23*. Schlechtes (Abbildung 22) und gutes, d.h. rückenschonendes Sitzen (Abbildung 23) auf einem »Bandscheibenstuhl«[1].

»Modus-Med«, Fa. Wiesner-Hager, Goethestraße 1, D-97072 Würzburg.

Der Bürostuhl sollte so beschaffen sein, daß beide Füße bequem auf dem Boden aufstehen. Die Rückenlehne sollte während des korrekten Sitzens eine leichte Abstützung im Kreuz (aber nicht in Schulterblatthöhe) vermitteln, ohne daß man beim Anlehnen nach hinten einen Rundrücken macht.

Sobald die Sitzfläche nach hinten abfällt und die Knie höher stehen als die Hüftgelenke, erschwert sich der korrekte Sitz und wird sogar unmöglich, wie dies bei vielen modernen tiefen Sitzmöbeln der Fall ist.

Ein bandscheibengerechter Stuhl hat daher eine nach *vorn* leicht abfallende Sitzfläche, die es dem Kreuz erleichtert, in die gewünschte korrekte Lordose zu kommen. Die Neigungsfläche des Sitzes muß dabei gar nicht groß sein, um diesen Effekt auszulösen.

Entsprechende Stühle mit abschüssiger Neigungsfläche nach vorne sind bereits im Handel, sowohl für den normalen Stuhl im Haushalt (Küchentisch, Eßtisch) als auch als Bürostuhl. Mit einem Handgriff kann bei diesen Stühlen der Neigungswinkel wieder in die Nullstellung gebracht werden, wenn dies gewünscht wird.

14. Das »richtige« Bett

Seit Jahren wird von jedem Matratzenhersteller in seinem Programm eine sog. Bandscheibenmatratze angeboten. Von 100 Menschen glauben 90, daß eine gesunde Bandscheibenmatratze sehr hart sein muß.

Man hat durch Untersuchungen und Befragungen an vielen operierten Patienten feststellen können, daß die harte Matratze ungünstiger ist als eine nachgiebige. Wichtig dabei ist allerdings, daß die Matratze selbst auf einer festen Unterlage, entweder einem starren Rost oder einer nur wenig nachgebenden Unterlage, etwa einem Lattenrost, plaziert wird. Die Matratze selbst soll so nachgiebig sein, daß die vom Gesäß und den Schulterpartien belasteten Zonen tief genug einsinken, damit beim Liegen die natürlichen Biegungen der Wirbelsäule nicht aufgehoben werden.

Man hat festgestellt, daß der Komfort beim Schlafen davon abhängig ist, daß einmal die natürlichen Biegungen der Wirbelsäule erhalten bleiben und zum anderen der Druck durch die Matratzenhärte die empfindlichen Partien des Kreuzbeins und der Schultern nicht irritiert.

Haben Sie eine zu harte Matratze gewählt, müssen Sie sich während der Schlafperiode häufiger umdrehen, um dem Belastungsdruck der aufliegenden Zonen ihres Körpers auszuweichen, was verständlicherweise einen unruhigen Schlaf verursacht. Je bequemer, d.h. nachgiebiger die Matratze aber ist, desto weniger häufig müssen Sie sich nachts umdrehen und desto ausgeruhter werden Sie am Morgen aufwachen.

Aufgrund der erforderlichen Druckentlastung beim Liegen haben einige Matratzenhersteller diesem Wunsch Rechnung getragen. Einen revolutionären Schritt hat die Firma TEMPUR auf dem Boden von Forschungsergebnissen der NASA gemacht. Bei der TEMPUR-Matratze[1] handelt es sich um ein visko-elastisches, offenzelliges Spezialschaumstoffmaterial. Legt man sich auf eine solche Matratze, sinkt der Körper langsam ein, an den schweren Körperpartien mehr als an den leichteren. Durch die Körperwärme und das Körpergewicht wird die Körperform im Sinne eines Negativs auf die Unterlage nachgebildet. Der Druck wird auf die erheblich vergrößerte Auflagefläche verteilt und eine punktuelle Druckbelastung an gefährdeten Partien, wie Hüften und Schultern somit vermieden. Die Muskulatur kann sich entspannen. Dadurch wird sekundär die Wirbelsäule auch im Liegen entlastet. Beim Lagewechsel (etwa von Rücken- in Seitenlage) wird erneut eine aktuelle Negativform durch den Körper hergestellt. Ein bei herkömmlichen Matratzen notwendiger Lagewechsel während des Schlafens von etwa 70 Drehungen wird bei Verwendung eines solchen Matratzentyps auf ca. 17 reduziert. Die TEMPUR-Matratze[1] bietet daher die besten Voraussetzungen für einen ruhigen und tiefen Schlaf. Logischerweise kann man auch das gleiche Material als Nackenkissen verwenden, womit eine wirksame Entlastung der Halswirbelsäule gewährleistet ist.

Der alte Slogan, daß eine gute Matratze hart sein muß, ist seit vielen Jahren widerlegt!

> Eine gute Matratze (Bandscheibenmatratze) darf nicht hart, sondern muß nachgiebig und komfortabel sein.

---

[1] Zu beziehen über Praxen der Bereiche Orthopädie, Physiotherapie und physikalische Therapie.

15. Wirbelsäule und Autofahren

Über das richtige Verhalten beim Autofahren mit den entsprechend eingelegten Pausen und Übungen zum Strecken und Dehnen der falsch belasteten Rückenpartie habe ich bereits zwei Kapitel vorher gesprochen. Die Grundhaltung beim Autofahren und das richtige Einstellen des Autositzes sind ein bedeutender Faktor, der von vielen falsch eingeschätzt wird.

Die meisten Autositze können in ihrer Sitzstellung so gewählt werden, daß die Sitzfläche selbst verschieden stark geneigt werden kann, unabhängig davon kann die Sitzlehne ebenfalls verstellt werden.

Für die optimale Einstellung ist es wichtig, daß die Sitzfläche nicht zu stark nach hinten geneigt wird, damit man mit dem Gesäß nicht zu tief nach hinten rutscht. In dieser Stellung können Sie nämlich eine korrekte Stellung der Lendenwirbelsäule gar nicht einnehmen. Die Neigung der Lehne sollte nicht zu stark nach hinten fallen, da in dieser Stellung zwar der Rücken gut abgestützt wäre, aber die Nackenmuskulatur durch die ungünstige Kopfstellung erheblich fehlbelastet wird, was zu Nacken- und Kopfschmerzen führt.

Beim Autofahren kann man nicht – wie am Schreibtisch – eine aufrechte Sitzstellung einnehmen, da der gute Kontakt des Gesäßes mit der Sitzfläche und der des Rückens mit der Lehne beim Kurvenfahren einen wichtigen Sicherheitsfaktor darstellt. Der gewünschte Anpreßdruck und der korrekte Sitz müssen einen Kompromiß finden.

In jedem Fall sollte die Rückenlehne dem Kreuz eine Abstützung bieten, damit nicht ein Rundrücken oder eine mangelhafte Abstützung im Kreuzbereich entstehen. In der optimal gewählten Neigungsstellung der Sitzfläche und der Rückenlehne schieben Sie nun den Autositz so weit nach hinten, daß sie mit fast ausgestreckten Armen das Lenkrad anfassen können.

Mit dem Autositz ist es ähnlich wie mit einer guten Matratze: Wer etwas Besonderes haben möchte und beschwerdefrei auch lange Strecken fahren möchte, muß für die Qualität auch etwas zahlen. Ein idealer Autositz[1] erfüllt alle Anforderungen in anatomischer und funktioneller Hinsicht. Er ist den einzelnen Körpergrößen weitgehend anpassungsfähig und bietet neben dem Sitzkomfort auch den bestmöglichen seitlichen Halt, was der Sicherheit beim Fahren zugute kommt.

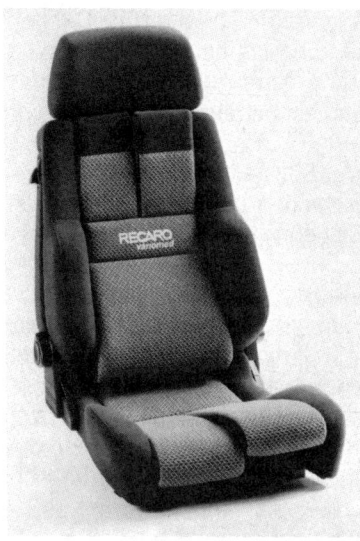

Foto: Keiper-Recaro

Nach intensiven Forschungsarbeiten ist es der Firma Recaro gelungen, auch für Behinderte und Wirbelsäulenleidende einen speziellen, anatomisch individuell anpaßbaren Autositz zu konzipieren. Dieser kann bundesweit in besonders eingerichteten Kunden-Centern durch eine ausgeklügelte Modultechnik mit wenigen Handgriffen so gepolstert werden, daß auch Teilversteifungen von Hüft- und Kniegelenken ebenso wie Behinderungen des Rückens optimal versorgt werden können. Ein solcher behindertengerechter »Maßsitz« kann in jedes Fahrzeug nachträglich installiert werden. Das Besondere an einem solchen VARIOMED-Sitz ist, daß bei Nachweis einer entsprechenden Behinderung der Rentenversicherungsträger in der Regel die Kosten des Spezialsitzes übernimmt, sofern der Benutzer zur Ausübung seines Berufes auf das Führen eines Fahrzeuges angewiesen ist.

---

[1] Firma Keiper-Recaro GmbH & Co, Postfach 1551, D-73223 Kirchheim-Teck

16. Bandscheibenleiden und Sport — ein Widerspruch?

Viele Bandscheibenoperierte und noch mehr Menschen mit chronischen Rückenschmerzen möchten verständlicherweise auf ihren Sport nicht verzichten. Es erhebt sich hierbei immer die Frage, ob die sportliche Tätigkeit prinzipiell einzuschränken ist oder welcher Sport überhaupt rückenschädlich oder nicht rückenschädlich ist. Man liest widersprüchliche Meinungen, und selbst unter Experten gibt es unterschiedliche Empfehlungen zu dieser Frage.

Ich werde Ihnen im folgenden die beliebtesten und häufigsten Sportarten aufzählen und versuchen, eine Bewertung über empfehlenswerte und nicht empfehlenswerte Sportarten abzugeben.

Schwimmen

Insgesamt zu empfehlen, da sich das tragende und entlastende Moment des Wassers in Verbindung mit einer allgemeinen muskulären Aktivität in der Regel günstig auswirkt. Bei Beschwerden der Wirbelgelenke ist das Brustschwimmen ungünstig. Auch ist beim Brustschwimmen die extreme Rückwärtsbiegung der Halswirbelsäule in vielen Fällen schmerzhaft. Empfehlenswert ist hier das Kraulen, Seitschwimmen, noch besser das Rückenschwimmen. Wassertemperatur beachten! Die Unterkühlungsgefahr der Muskulatur infolge der nassen Haut nach dem Baden ist nicht zu unterschätzen!

Fazit: Brustschwimmen bedingt empfehlenswert, Kraulen und Rückenschwimmen sehr empfehlenswert.

Laufen

Das Laufen, die »zweite Gangart« nach dem Gehen, erfordert eine höhere Aktivierung der Stabilisierungsfunktion der Wirbelsäulen- und Rumpfmuskulatur und bezieht noch stärker als beim Gehen die Muskulatur der oberen Extremitäten mit ein. Wichtig ist die Benutzung von richtigen Schuhen sowie das Erlernen einer federnden Lauftechnik. Das Laufen auf Waldwegen und weichem Untergrund ist verständlicherweise dem Laufen auf Asphalt vorzuziehen.

Fazit: Sehr empfehlenswert, fast keine Einschränkung.

Radfahren

Prinzipiell empfehlenswert, sofern eine weitgehend aufrechte Haltung des Rückens und nicht die tiefe Rennradposition eingenommen wird. Die Verwendung einer Pedalschlaufe wie bei Rennradfahrern ist nicht zu empfehlen, da diese Schlaufe es zwar ermöglicht, die Kraft beim Treten besser zu übertragen, aber häufig Rückenschmerzen beim Hochziehen der Pedale verursacht.

Fazit: Bedingt empfehlenswert, Rückenhaltung beachten!

Reiten

Dieser Sport wird häufig als wirbelsäulenfeindlich eingestuft, ist aber im Gegenteil ausgesprochen wirbelsäulenfreundlich. Korrekter Sitz und gute Unterrichtung sind wichtige Faktoren. Die rhythmische Belastung bei den einzelnen Gangarten des Pferdes kann als willkommene »Bandscheibenmassage« aufgefaßt werden. Ideal zum Erlernen des richtigen Haltungs- und Körpergefühles.

Fazit: Sehr empfehlenswert.

Tennis

Eine Sportart mit ungefährlichen Bewegungsabläufen. Gefährlich nur bei Überschätzen der eigenen Möglichkeiten und durch falsche Technik. Die richtige Stellung zum Ball, die richtige Beinarbeit und ein nicht zu druckvolles Spiel ermöglichen es, die erlernten richtigen Bewegungsmuster einzusetzen und schädliche Einwirkungen auf die Wirbelsäule zu verhindern. Richtige Technik ist nur durch einen guten Lehrer zu vermitteln. Wer Schmerzen beim Tennisspiel bekommt, spielt mit der falschen Technik oder mit dem falschen Instrument.

Fazit: Bedingt empfehlenswert, bei operierten Bandscheibenpatienten vorheriges Aufbautraining und Koordinationsübungen einschließlich Beinarbeit erforderlich.

Alpin-Skilauf

Die Gefahr für die Wirbelsäule bezieht sich auf unvorhersehbare Belastungsspitzen, abrupte Dreh- und nicht einkalkulierbare Stoßbelastungen. Langes Warten vor dem Lift und das Liftfahren selbst begünstigen Unterkühlungsreaktionen. Ansonsten bei normalen Bedingungen einer guten Piste und bei guten technischen Vorbereitungen und guter Anleitung keine großen Bedenken. Längere Abfahrten in Rundrückenhaltung (Kauerstellung) gefährlich für die Bandscheiben.

Fazit: Bedingt empfehlenswert.

Skilanglauf

Diese Sportart entspricht hinsichtlich der Wirbelsäulenbelastung etwa der des Waldlaufes.

Fazit: Mit wenigen Ausnahmen empfehlenswert.

Ballsportarten

Alle Ballsportarten ohne direkte gegnerische Einwirkungsgefahr sind im Prinzip wirbelsäulenunschädlich. Bei gegnerischer Einwirkung (unvorhergesehene Prellungen, Stürze und beabsichtigte Fouls, z.b. bei Handball oder Fußball) erhöhte Verletzungsgefahr, nicht nur der Extremitäten, sondern auch der Wirbelsäule. Bei Volleyball, Basketball, Faustball und ähnlichem ist die Gefahr der gegnerischen Einwirkung geringer, daher in diesen Fällen kaum Bedenken.

Fazit: Ballspiel mit der Gefahr der gegnerischen Einwirkung auf den Körper nicht empfehlenswert, sonst kaum Bedenken.

Windsurfen

Im Gegensatz zu anderen Sportarten wie Laufen oder Schwimmen bestehen hier die Hauptgefahren für die Wirbelsäule speziell beim Erlernen, also für den ungeübten Anfänger. Bei der richtigen Technik sind, unter Beachtung der richtigen Bekleidung und der richtigen Vorbereitung, keine größeren Störwirkungen auf die Wirbelsäule zu erwarten. Extrem wichtig das richtige Aufrichten des Segels, die richtige Beinarbeit, gute Einstellung der Wirbelsäule und richtiges Einschätzen der körperlichen Kondition. Ermüdungsgefahr beachten. Gute Ausrüstung nicht unterschätzen!

Fazit: Bedingt empfehlenswert.

Tanzen

Insbesondere der Turniertanzsport erfordert neben einer gehörigen Konditionierung eine gute Stabilisierung der gesamten Wirbelsäule.

Fazit: Sehr empfehlenswert.

Tischtennis

Erfordert gute Beinarbeit, gute Koordination und Reflexabläufe. Schädigende Einwirkungen auf die Wirbelsäule nur zu erwarten, wenn ungenügende Beinarbeit und daher zu starke Rotation der Lendenwirbelsäule erzwungen wird.

Fazit: Bedingt empfehlenswert.

Geräteturnen

Bei bestehenden Wirbelsäulenbeschwerden und bei Vorerkrankungen *kein* geeigneter Sport. Erhebliche Belastungsspitzen auf die Bandscheiben und Wirbelgelenke, bei bestimmten Übungen äußerst bedenklich.

Fazit: Nicht empfehlenswert.

Golfen

Das Golfspielen wird von den meisten Ärzten als ausgesprochen wirbelsäulenschädlich angesehen. Das Nichttreffen des Balles oder das versehentliche Einschlagen in den Boden stellen jeweils eine störende Einwirkung auf den geplanten Bewegungsablauf dar, der zu Muskelzerrungen führt.

Fazit: Nur bedingt empfehlenswert.

17. Diät bei Wirbelsäulenerkrankungen?

Trotz häufig gegenteiliger Meinung einiger Diätfanatiker gibt es keine besondere Diätform, die Bandscheibengewebe wieder aufbaut oder verlorengegangene Stützfunktion wieder herstellt! Eines kann man aber behaupten: Jedes überhöhte Körpergewicht schadet naturgemäß der Bandscheibe, weil jedes Pfund zuviel den Druck auf die Bandscheibe unnötig erhöht und dadurch den Nährstoffaustausch verschlechtert.

Wenn überhaupt eine Diätform gesucht wird, die dem Rücken oder der Bandscheibe helfen soll, dann muß diese Diät auf eine Normalisierung des erhöhten Körpergewichtes gerichtet sein.

18. Rauchen und Bandscheibenleiden

Letzte Forschungsergebnisse haben gezeigt, daß es einen Zusammenhang zwischen verstärkter Bandscheibendegeneration (Verschleiß) und Rauchgewohnheiten gibt. Die naturgemäß schlecht ernährte Bandscheibe ist auf eine gute Durchblutung der benachbarten Strukturen angewiesen. Da Nikotinkonsum eine allgemeine Gefäßverengung verursacht, werden die für die Bandscheiben zugeordneten Blutgefäße ebenfalls vermindert durchblutet und verursachen daher einen Sauerstoffmangel innerhalb der Bandscheibe.

19. Alltagsbewegungen und Verhalten bei Wirbelsäulenbeschwerden und Bandscheibenleiden

Im folgenden werden Sie eine Reihe von Beispielen kennenlernen, die Ihnen typische Alltagsbewegungen und Körperhaltungen zeigen, wie man sie richtig und falsch machen kann.

Die falschen Bewegungsmuster sind normalerweise die Bewegungen, die wir – ohne groß nachzudenken – aus gewisser Bequemlichkeit heraus ausführen.

Es erscheint wesentlich einfacher, sich aus dem Rücken bei gestreckten Knien nach einem Stück Papier zu bücken, als dabei die Knie zu beugen und sich mit gestrecktem Rücken zu bücken.

Aus Erfahrung wissen wir, daß wir einen schweren Gegenstand mit krummem Rücken und gestreckten Knien häufig mit einem Hexenschuß bezahlen müssen. Hier gehen wir schon viel häufiger mit gestrecktem Rücken ans Werk und heben die Last bei gebeugtem Knie aus dem Oberschenkel hoch. Wir sollten aber, das ist eine wichtige Erziehungsmaßnahme für alle, uns bei *allen Alltagsbewegungen* zu einem korrekten Bewegungsablauf erziehen.

Wenn wir erreichen können, daß wir auch bei banalen Bewegungen und Körperhaltungen immer das Ziel vor Augen haben, die schädigende Verbiegung der Lendenwirbelsäule nach vorn zu vermeiden und sie zu »stabilisieren«, ist eine optimale Vorbeugung gegen Rückenschmerzen gewährleistet.

Bildliche Darstellung von Beispielen falscher und richtiger Haltungs- und Bewegungsmuster

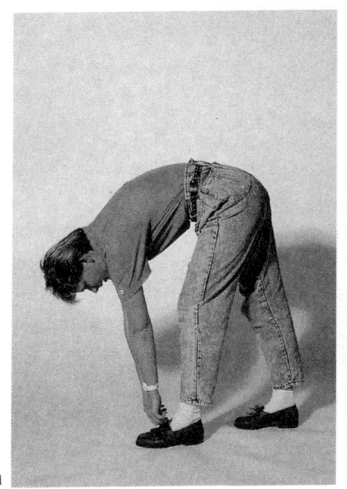

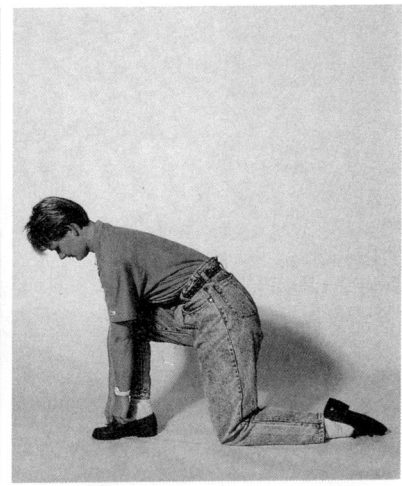

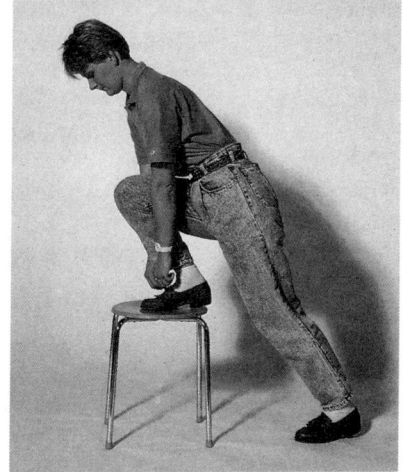

Abbildung 24. Falsches (a) und richtiges (b und c) Verhalten beim Schnüren eines Schuhes.

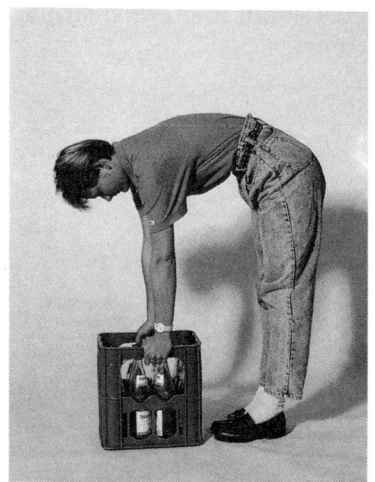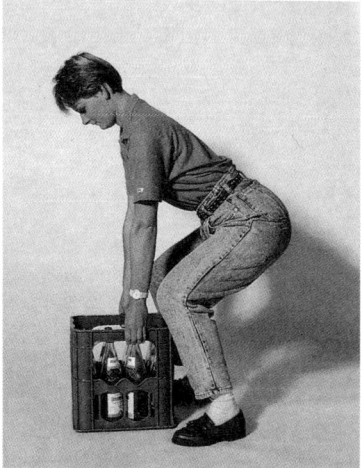

Abbildung 25. Falsches (links) und richtiges (rechts) Heben eines schweren Gegenstandes. Die linke Ausführung belastet die Bandscheibenkerne im Lendenwirbelsäulenbereich und provoziert einen Bandscheibenvorfall (s. frühere Abb. 13).

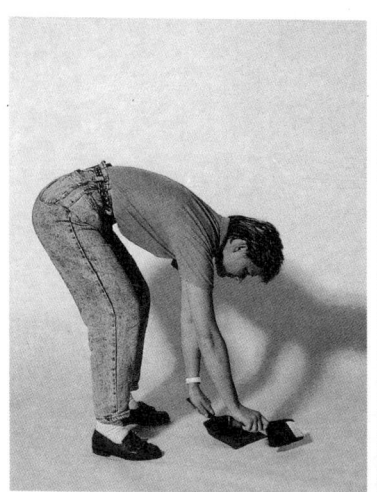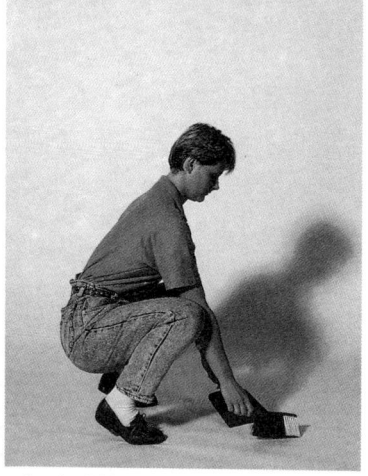

Abbildung 26. Falsche (links) und richtige (rechts) Haltung beim Benutzen eines Handfegers.

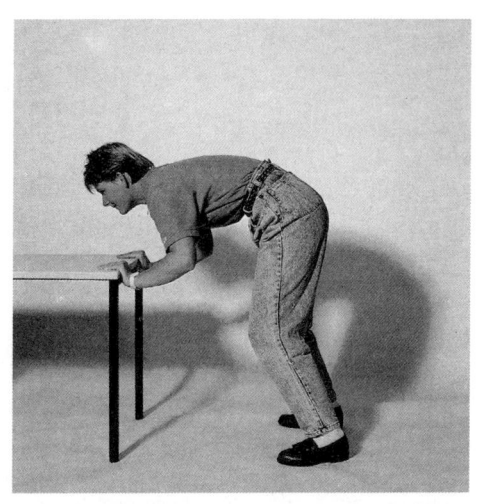

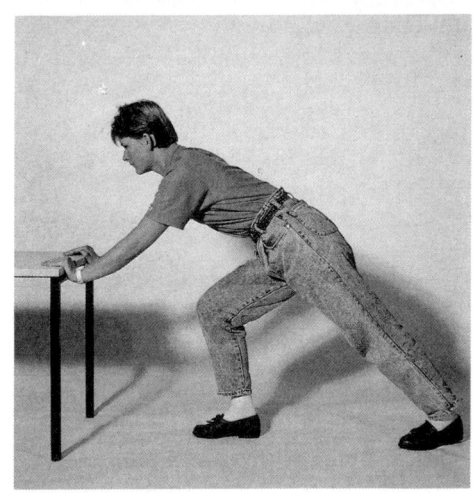

Abbildung 27. Falsches (oben) und richtiges (unten) Schieben eines Tisches oder schweren Gegenstandes.

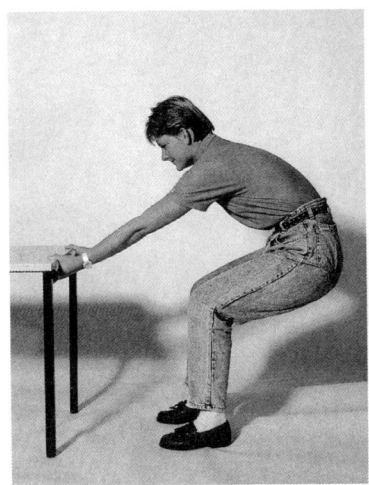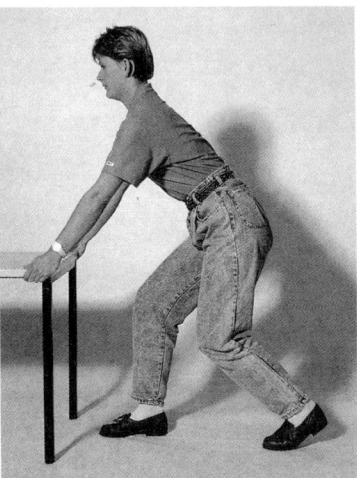

Abbildung 28. Falsches (links) und richtiges (rechts) Ziehen eines Tisches oder schweren Gegenstandes.

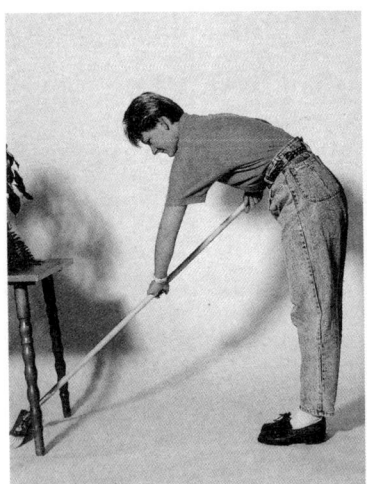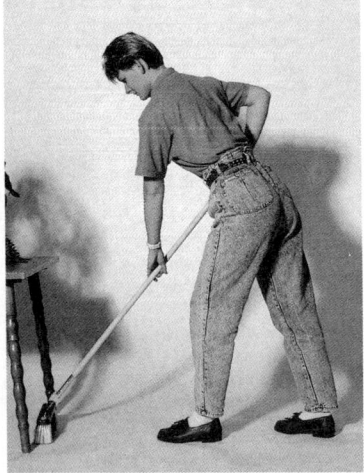

Abbildung 29. Falsches (links) und richtiges (rechts) Fegen mit dem Stielbesen.

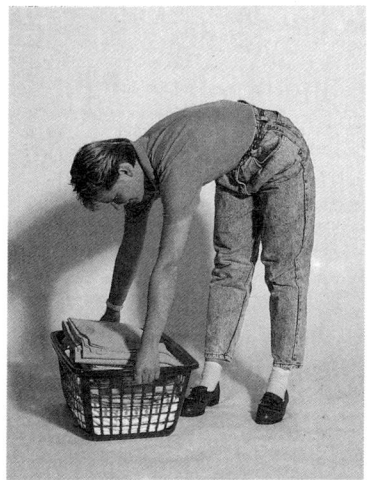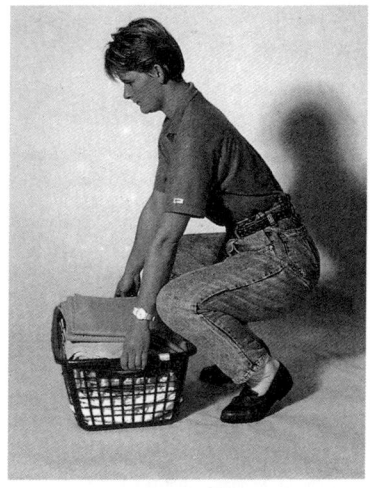

Abbildung 30. Falsches (links) und richtiges (rechts) Heben eines Wäschekorbes.

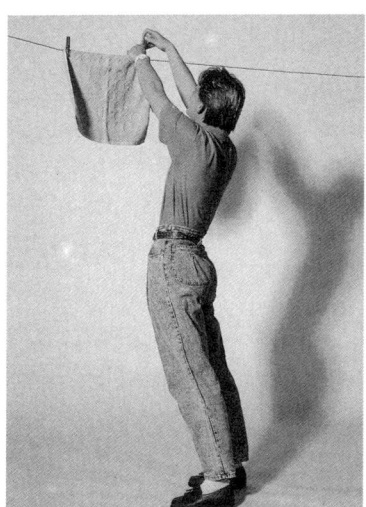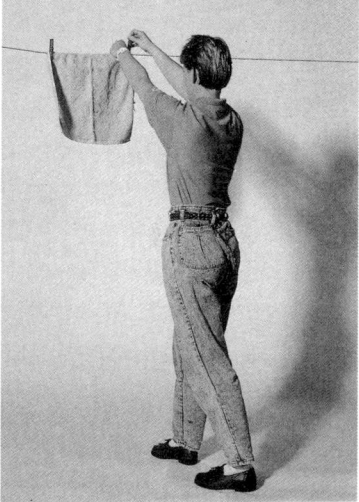

Abbildung 31. Falsches (links) und richtiges (rechts) Aufhängen von Wäsche auf eine hohe Leine. Die Hohlkreuzstellung links kann unter Umständen heftige Schmerzen verursachen, die Lendenwirbelsäule ist nicht muskulär stabilisiert wie auf der rechten Darstellung.

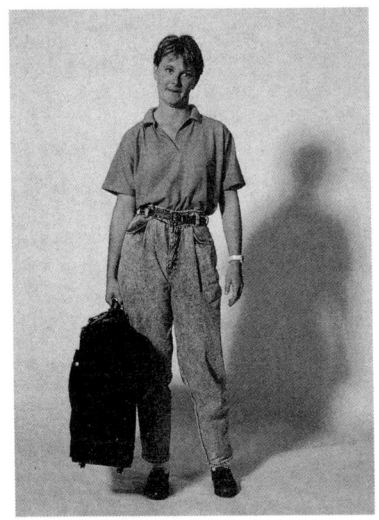

Abbildung 32a.

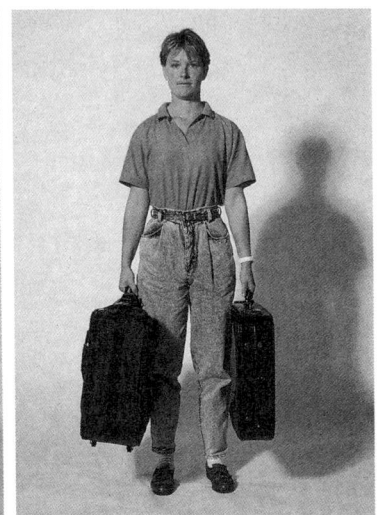

Abbildung 32b.

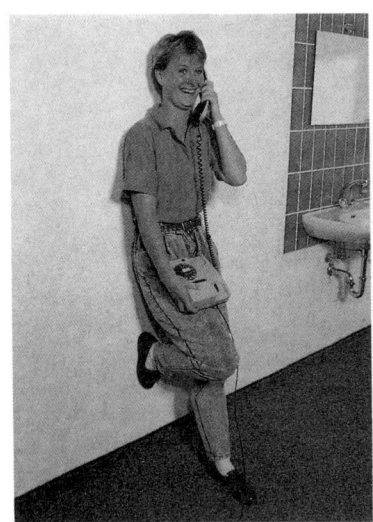

Abbildung 33.

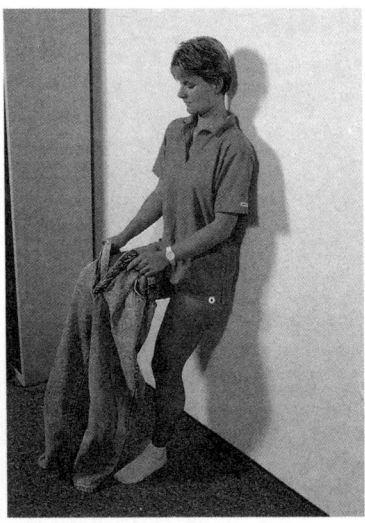

Abbildung 34.

◁ *Abbildung 32.* Falsches (a) und richtiges (b) Heben und Tragen eines Koffers oder schweren Gegenstandes. Die einseitige Belastung (links) führt zu ungünstigen Fehlbeanspruchungen der Wirbelsäule, die gleichmäßige Gewichtsverteilung auf links und rechts (wie auf der rechten Abbildung) vermindert den einseitigen Belastungseffekt auf die Lendenwirbelsäule.

Abbildung 33. Beim Telefonieren im Stehen kann man sich durch Abstützen des Rückens an der Wand eine deutliche Entlastung der Haltearbeit der Rückenmuskulatur verschaffen.

Abbildung 34. Rückenschonendes Verhalten beim Anziehen von Hosen. Auch hierbei kann man durch Abstützung der gesamten Wirbelsäule an einer Wand eine Zunahme von eventuell bestehenden Rückenschmerzen vermeiden.

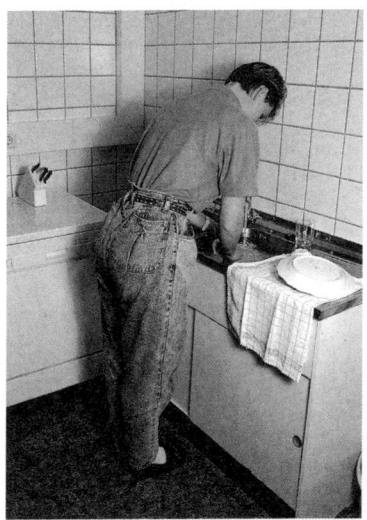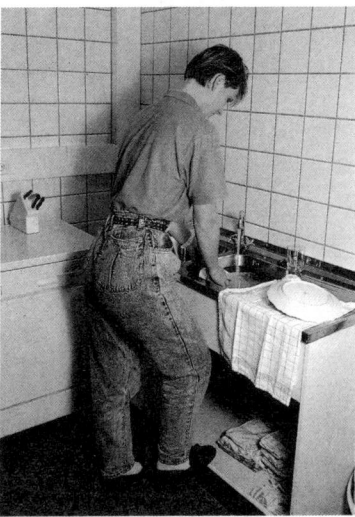

Abbildung 35. Falsches (links) und richtiges (rechts) Verhalten bei der Hausarbeit (Geschirrspülen). Das Vornüberbeugen, wie auf dem linken Bild, ist zwar durch die Höhe des Arbeitsplatzes nicht zu vermeiden, der kleine Trick des Aufsetzens des rechten Fußes nach vorne in die geöffnete Schrankinnenseite ermöglicht aber eine deutlich bessere Stabilisierung der Lendenwirbelsäule und Vermeidung von auftretenden Schmerzen.

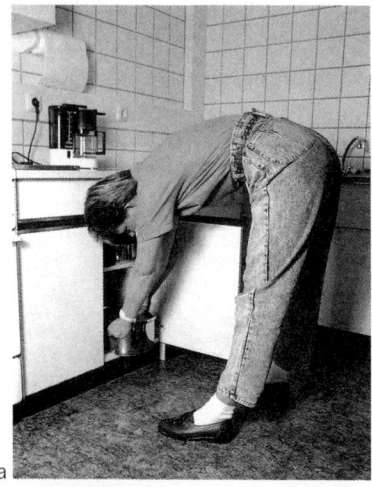

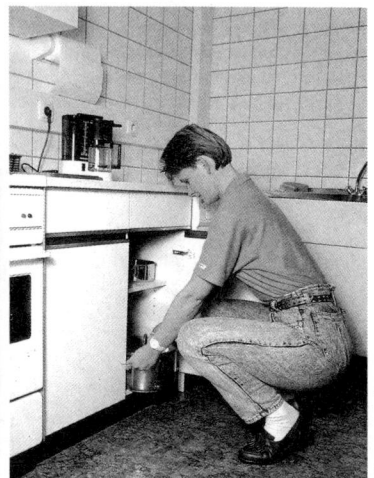

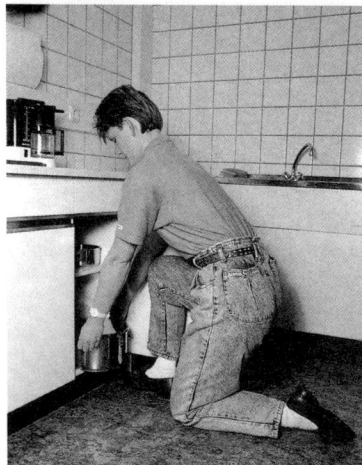

a

b

c

Abbildung 36. Falsches (a) und richtiges (b und c) Verhalten bei der Hausarbeit beim Einräumen eines Kochtopfes in einen tiefliegenden Schrank.

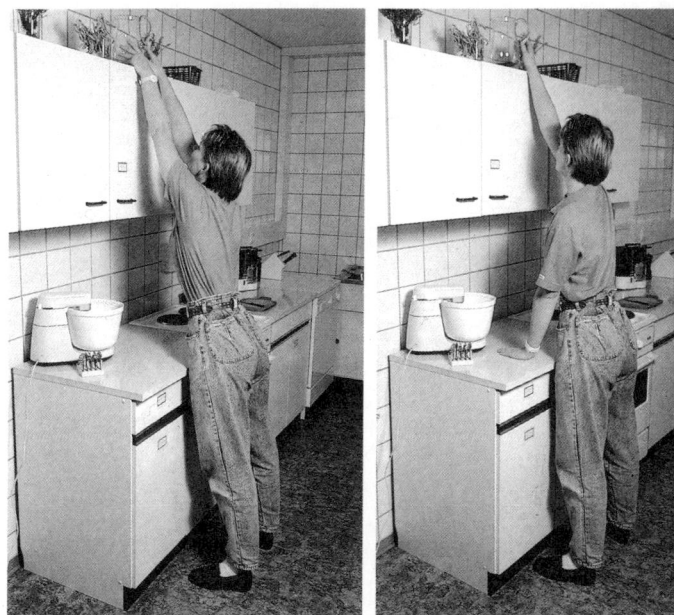

Abbildung 37. Falsches (links) und richtiges (rechts) Wegräumen eines Gegenstandes auf einen Schrank. Bei der linken Darstellung kommt man in eine häufig schmerzhafte Hohlkreuzstellung. Durch die Abstützung der linken Hand, wie auf der rechten Darstellung, stabilisiert man den Rücken deutlich besser und vermeidet daher möglicherweise auftretende Rückenbeschwerden.

Auch beim Spielen mit dem kleinen Kind kann man seinen Rücken schonen oder gefährden

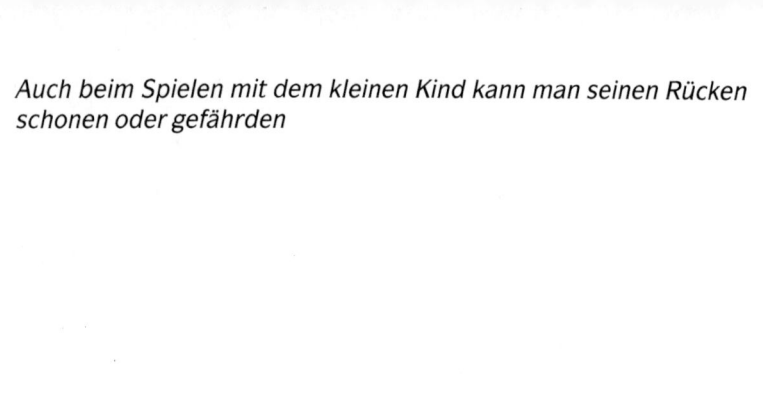

Abbildungen 38a–c. a) zeigt eine korrekte Stellung des Rumpfes beim Tragen ei- ▷ nes Kindes, b) zeigt, wie die Lendenwirbelsäule gefährlich beansprucht wird durch ungünstige Hebelwirkung beim Hochheben des Kindes, c) hier werden günstigere Bedingungen durch die Technik demonstriert, es fehlt aber der enge Körperkontakt von Mutter und Kind.

Abbildungen 38d–f. d) diese Haltung stellt schon eine starke Belastung für die untere Lebenwirbelsäule dar, die Haltungen auf der Abbildung 38e und Abbildung 38f zeigen eine deutliche Hohlkreuzstellung beim Tragen des Kindes. Diese Haltung ist ein Zeichen einer allgemeinen Rumpfmuskelschwäche.

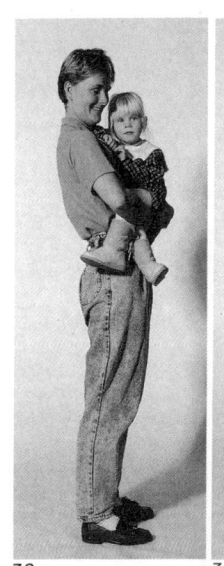
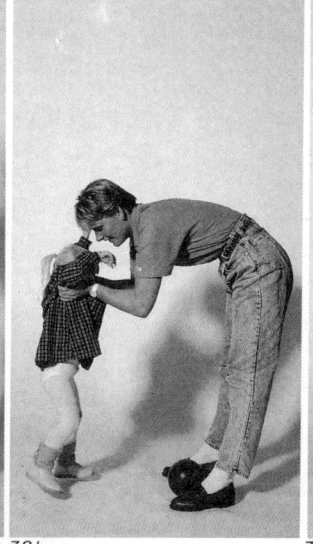
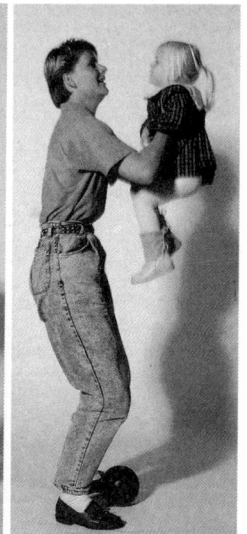

38a 38b 38c

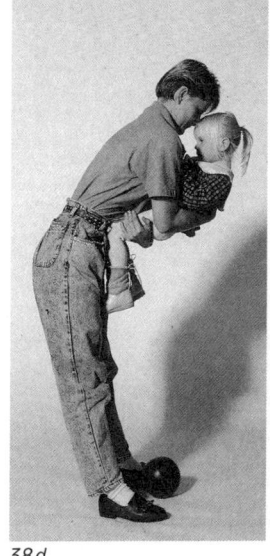
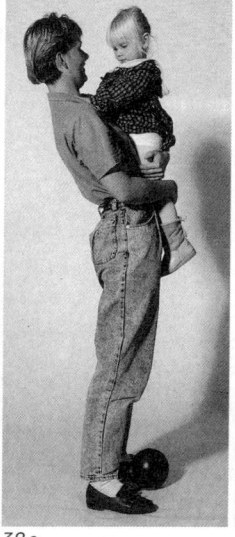
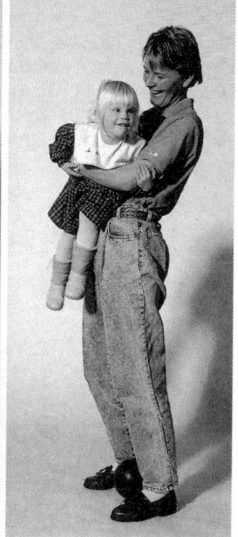

38d 38e 38f

Verschiedene Sitzpositionen

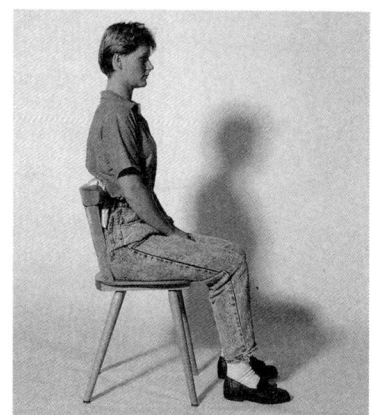

Abbildung 39a. Zeigt eine rücken-
schonende Position, wobei ein kleines
Kissen eine bessere Lordoseabstüt-
zung der Lendenwirbelsäule gewährleistet.

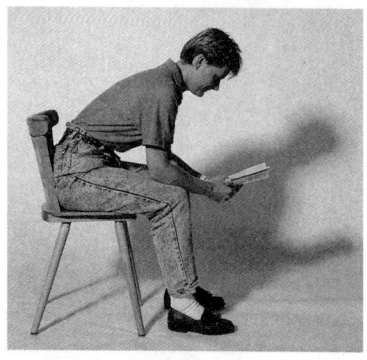

Abbildung 39b. Die Abstützung der
Ellenbogen auf die Knie entlastet zwar
kurzzeitig die Rückenmuskulatur,
stellt aber für die Bandscheiben infolge der Fehlbelastung eine ungünstige
Haltung dar.

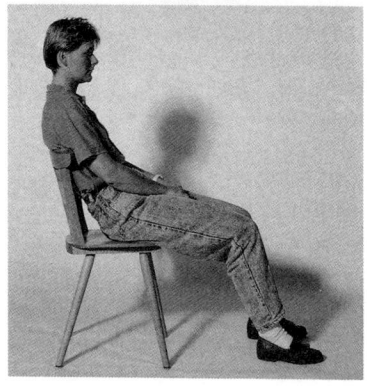

Abbildung 39c. Zeigt die sog. hintere Entlastungshaltung, die ebenfalls
kurzzeitig eine gewisse Entlastung
der Rückenmuskulatur gewährleistet,
insgesamt aber eine ungünstige Dauerhaltung darstellt.

70

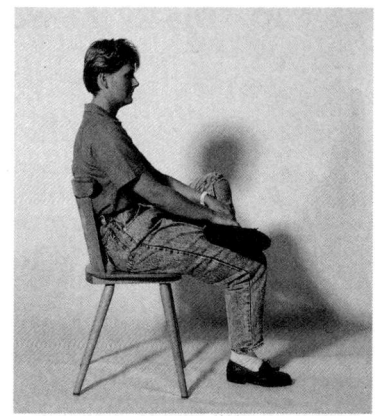

Abbildung 39d. Hier gilt ähnliches wie bei Abbildung 39c. Sie ist nur für kurze Sitzperioden eine gewisse Erleichterung.

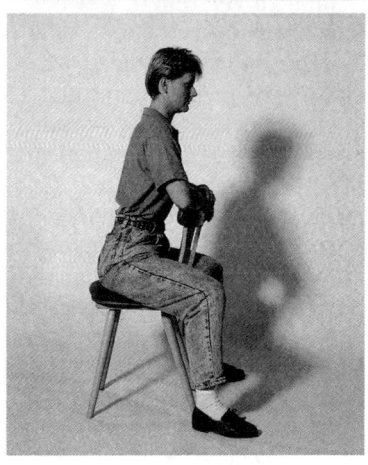

Abbildung 39e. Diese Sitzposition ist ausgesprochen rückenschonend, da sie neben der guten Einstellung der Wirbelsäule einen zusätzlichen Entlastungseffekt durch Abstützen der Ellenbogen auf die Rückenlehne des Stuhles erhält.

20. Die Rückenschule — was ist das?

In letzter Zeit ist in Deutschland der Begriff der Rückenschule auf-
getaucht, ohne daß die meisten sich darunter etwas vorstellen können. Unter einer Rückenschule ist ein Therapie- und Trainingspro-
gramm zu verstehen, welches für alle Menschen gedacht ist, die
Rückenschmerzen haben oder Rückenschmerzen vermeiden wollen. Diese Rückenschule wird von Krankengymnasten geleitet, die
eine spezielle Ausbildung genossen haben.

In einer Rückenschule werden Sie genau instruiert, welche Fehler
normalerweise bei den täglichen Haltungen und Bewegungen gemacht werden und wie man diese Fehler ausmerzt. Es genügt dabei
nicht, daß man sich anhand von Bildern und Demonstrationen an-
derer erklären läßt, wie man es richtig machen soll. Vielmehr ist es
notwendig, durch Nachmachen und häufiges Üben alte fehlerhafte
Bewegungsmuster durch korrekte neue zu ersetzen. Dieses Lernen
von richtigen Bewegungsabläufen erfordert eine große Zahl von
Übungswiederholungen, bis der richtige Bewegungsablauf »ge-
bahnt«, d.h. automatisiert, ist.

In der Rückenschule soll man also nicht nur verstehen, was richtiges und falsches Bewegen und richtige und falsche Haltung bedeu-
ten,·sondern soll diese korrekten Bewegungen auch »trainieren«.

Die im Buch gegebenen Empfehlungen zur Selbstbehandlung geben Ihnen die Gewähr dafür, daß Sie von Ihrer Seite aus das Best-
mögliche getan haben, um Rückenbeschwerden erfolgreich zu be-
kämpfen. Sie ersetzen aber keine Rückenschule.

Wenn Sie nicht wissen, wo es eine Rückenschule gibt, fragen Sie bei
Ihrem Arzt oder Krankengymnasten nach, hier wird man Ihnen entsprechende Auskünfte erteilen.

21. Rückenschul-Quiz

Anmerkung

Es können eine Antwort oder mehrere Antworten richtig sein. Kreuzen Sie bitte nur die Ihrer Meinung nach richtige Antwort an.

Erklärung

LWS = Lendenwirbelsäule
BWS = Brustwirbelsäule
HWS = Halswirbelsäule

1. *Warum ist es für Patienten mit Rückenschmerzen wichtig, Verhaltensweisen zu erlernen und zu trainieren, die die Wirbelsäule schonen und entlasten?*

   A Weil dadurch die Rückenschmerzen deutlich gemindert werden können.

   B Weil sich dadurch die geschädigte Bandscheibenstruktur regenerieren kann oder bestehende degenerative Wirbelsäulenveränderungen beseitigt werden können.

   C Weil passive Maßnahmen zur Schmerzbekämpfung (z.B. Massagen, Wärme) meist nur kurzfristige Erleichterung verschaffen.

   D Weil man dadurch selbst einen Beitrag zur Kostendämpfung im Gesundheitswesen leisten kann. Man bedenke, daß zehn

Mio. Arbeitstage jährlich in der Bundesrepublik Deutschland wegen Rückenschmerzproblemen verlorengehen und 50% aller Invaliden-Rentenanträge wegen Bandscheibenerkrankungen gestellt werden.

2. *Die Wirbelsäule des Menschen ist nicht gerade, sie verfügt über Krümmungen. Wie viele sind es?*

A Zwei
B Drei
C Fünf

3. *Würden Sie die auf dem Bild gezeigte Sitzhaltung hinsichtlich der Belastung des Rückens als richtig oder falsch ansehen?*

A Richtig, weil das Aufstützen der Unterarme eine Entlastung für den Rücken darstellt, außerdem ist der relativ kurze Augen-Tisch-Abstand sehr gut.

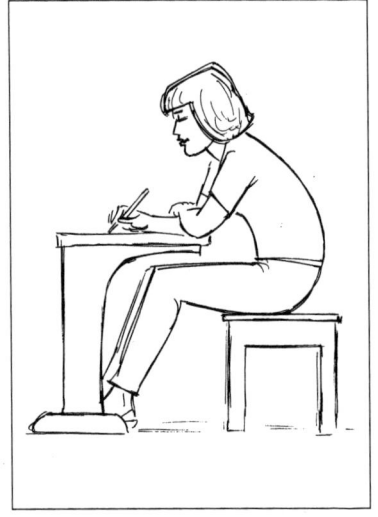

B Falsch, weil die LWS rund ist, was zu einer Fehlbelastung der Bandscheiben führt. Diese schlechte Sitzhaltung wird durch eine zu niedrige Tischplatte und einen zu niedrigen Stuhl begünstigt.

4. Verhält sich die Person auf dem Bild rückenschonend?

A Ja, weil sich der Oberkörper abstützt.

B Falsch, weil die starke Beugung der LWS eine erhebliche Druckbelastung der Bandscheiben mit sich bringt (verursacht).

C Ja, weil durch die gut durchgedrückten Knie der Schwerpunkt nach hinten gebracht und eine gute Balance ermöglicht wird.

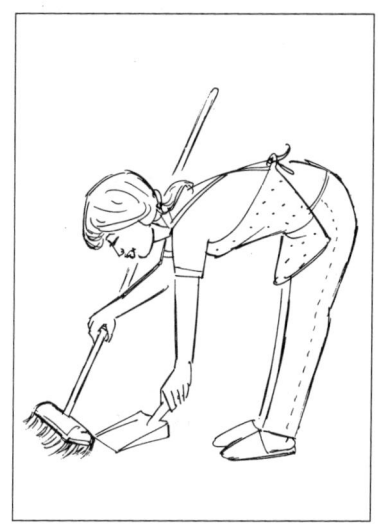

5. *Ist die auf dem Bild gezeigte Sitzposition hinsichtlich rücken-schonenden Verhaltens richtig oder falsch?*

A Richtig, das weiche Sitz-kissen formt sich be-quem an den Rücken an. Die runde Haltung ermöglicht eine gute Entspannung der Rük-kenmuskeln und der Bänder im Wirbelsäu-lenbereich.

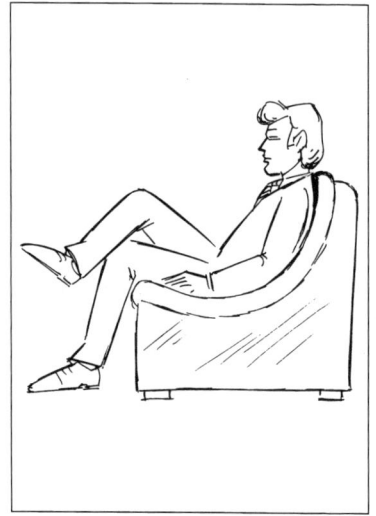

B Falsch, weil trotz eines Rückenkissens keine LWS-Lordose vorhan-den ist, was zur ver-mehrten Belastung der passiven Strukturen der Wirbelsäule führt.

6. *Welches Verhalten ist in den ersten Wochen nach einer Band-scheibenoperation wichtig?*

Man sollte:

A prinzipiell nur so weit belasten, wie der in Ruhe oder bei Bela-stung auftretende Rücken- oder Beinschmerz sich nicht ver-stärkt.

B um ein ausreichendes Muskeltraining zu erreichen, lange Spaziergänge unternehmen. Auftretende Schmerzen dürfen ohne Bedenken ignoriert werden.

C die Belastung langsam steigern, wobei sich kurze Steh-, Sitz- und Liegepositionen abwechseln.

7. *Welche der unten genannten Sportarten würden Sie für Patienten mit Rückenproblemen als ungünstig einstufen?*

A Radrennfahren
B Rückenschwimmen
C Tennis
D Skilanglauf
E Skilaufen
F Laufen
G Golf
H Windsurfen
I Geräteturnen
K Alle genannten Sportarten sind völlig unbedenklich

8. *Wie verhalten Sie sich bei längerem Stehen?*

A Möglichst wenig bewegen, dabei spart man kostbare Energie und Kraft.

B Viel Bewegung mit häufigem Positionswechsel.

C An die Wand lehnen oder wenn möglich, mit den Unterarmen an geeignetem Mobiliar abstützen.

9. *Betrachten Sie folgende Hebetechnik. Welche der nachfolgenden Aussagen ist Ihrer Meinung nach richtig?*

A Richtig, weil hier die Rückenmuskulatur entspannt ist, somit kommt es zu keiner Überlastung.

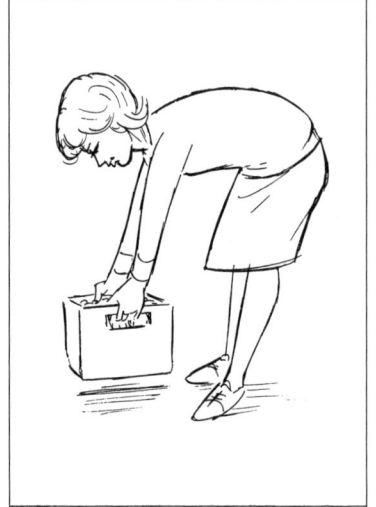

B Falsch, durch die fehlende Stabilisierung der LWS in leichter Lordose und die unzureichende Kniebeugung ist die Druckbelastung der unteren Bandscheiben sehr hoch.

10. *In welchem Bereich sollte ein bandscheibengerechter Bürostuhl abstützen?*

A Im Bereich der Schulterblätter.
B Im Bereich der unteren BWS/LWS.

11. *Wann spricht man von einer rückenschonenden Hebetechnik?*

A Wenn die Füße eng aneinander stehen und die Rückenmuskulatur den Rücken aufrichtet.

B Wenn die Füße mehr als hüftbreit auseinander stehen und gleichzeitig die Knie ausreichend angebeugt sind. Die Last soll möglichst an den Körper herangezogen werden. Zur zusätzlichen Stabilisation der LWS werden die Bauchmuskeln angespannt.

C Wenn die Füße mehr als hüftbreit auseinander stehen und sich der Rücken in einem großen Bogen entspannt über die zu hebende Last beugt, die schnell und schwungvoll angehoben wird.

12. *Betrachten Sie die abgebildete Sitzhaltung. Welche Aussage ist zutreffend?*

A Falsch, diese steife Sitzhaltung führt sehr schnell zu Verkrampfung und Ermüdung der Rückenmuskulatur.

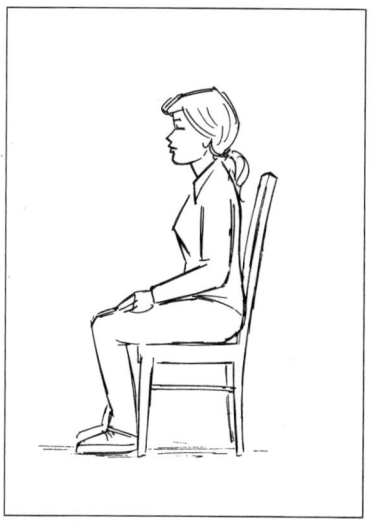

B Richtig, hier nimmt die LWS die physiologische leichte Hohlhaltung ein und die BWS ist aufgerichtet.

13. *Welche der folgenden Aussagen stufen Sie als richtig, welche als falsch ein?*

A Richtig, weil durch die gestreckten Kniegelenke ein stabiler Stand gewährleistet wird.

B Richtig, denn eine harmonische Rundung der Wirbelsäule sorgt für eine Entlastung der Rückenmuskulatur.

C Falsch, durch das starke Vorbeugen der Wirbelsäule entsteht eine erhebliche und ungleichmäßige Druckbelastung der unteren LWS.

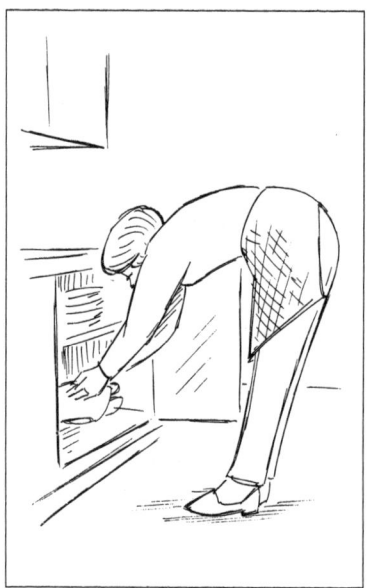

14. Worauf sollten Sie beim Kauf einer Matratze achten?

Sie sollte

A sehr teuer sein, weil teure Matratzen gut sind.

B nachgiebig (elastisch) sein, aber auf einer relativ harten Unterlage, z.B. Brett oder Lattenrost, liegen.

C möglichst billig sein, da man sich dann häufiger eine neue Matratze leisten kann.

D eine besonders feste und unnachgiebige Beschaffenheit aufweisen, weil eine harte Matratze gesund ist.

15. Kreuzen Sie an, welche der abgebildeten Autositzhaltungen als rückenschonend zu bezeichnen ist:

A   B   C

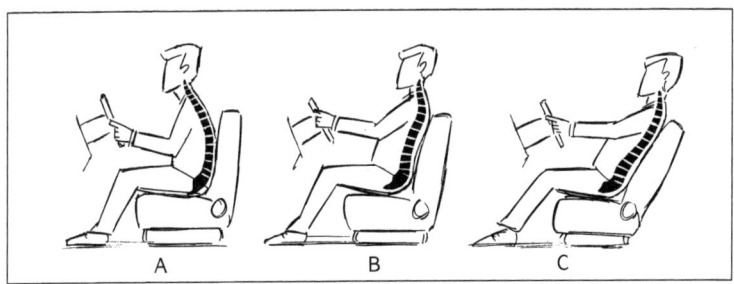

Quiz-Antworten

1. A, C, D
2. B
3. B
4. B
5. B
6. A, C
7. A, C, G, H, I
8. B, C
9. B
10. B
11. B
12. B
13. C
14. B
15. B